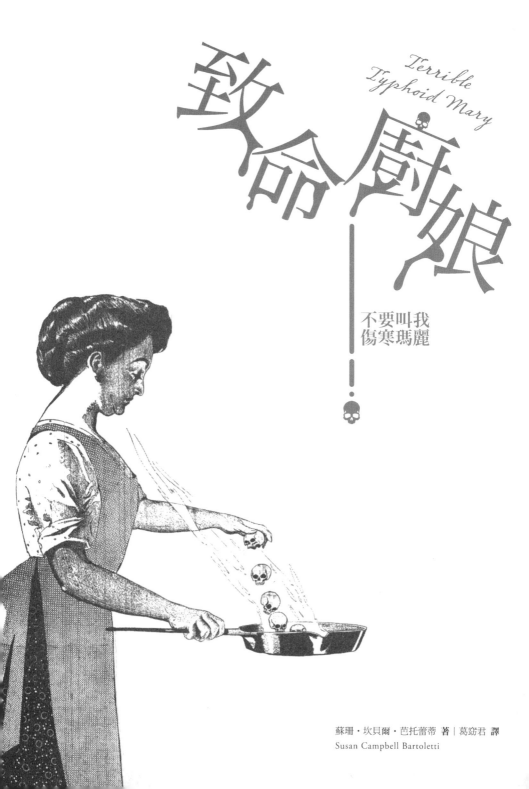

致命廚娘

Terrible Typhoid Mary

不要叫我傷寒瑪麗

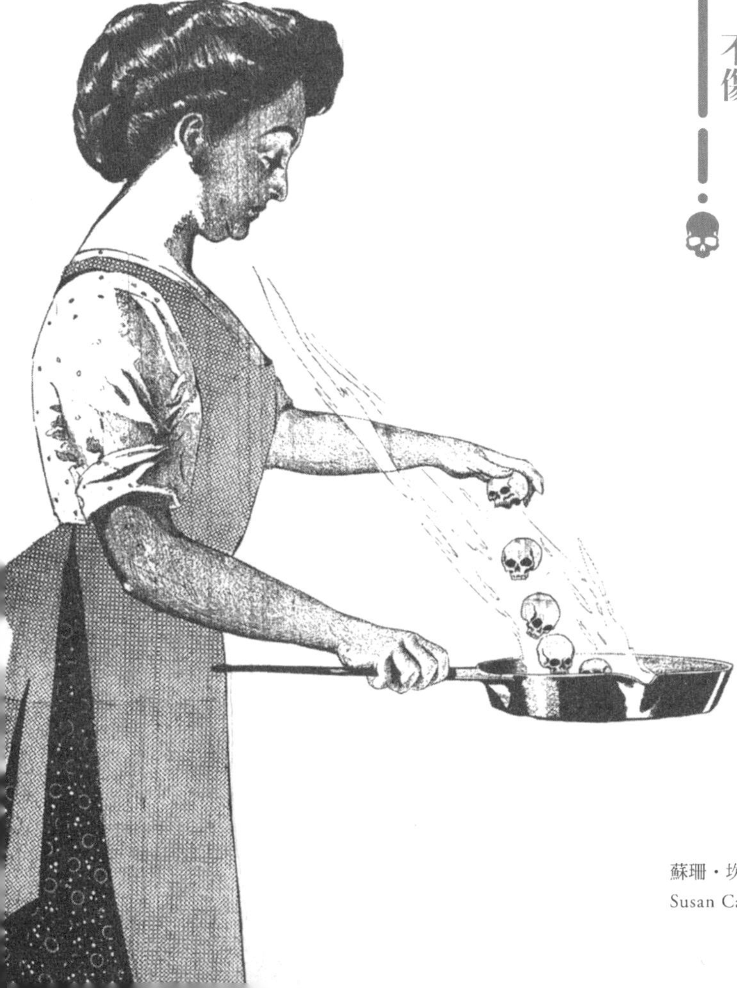

蘇珊・坎貝爾・芭托蕾蒂 著｜葛窈君 譯
Susan Campbell Bartoletti

獻給班比（Bambi）

【導讀】

從傷寒瑪麗的故事省思醫學倫理

賴其萬（和信治癌中心醫院醫學教育講座教授兼神經內科主治醫師）

遠流出版公司邀請我為《致命廚娘：不要叫我傷寒瑪麗》這本新書撰寫導讀，當時心裡一陣困惑，因為我並非主修感染科，而傷寒也很少引起腦病變，以神經科醫師的身分導讀本書，著實感到意外。後來看到邀稿函提到這本書的延伸閱讀是《海拉細胞的不死傳奇》，而我曾為該書撰寫導讀，這也才了解《致命廚娘：不要叫我傷寒瑪麗》必然也是探討醫療軼聞的書。

本書作者蘇珊・芭托蕾蒂（Susan Campbell Bartoletti）是美國知名得獎作家，她費心蒐集百年前紐約各報章雜誌報導、衛生單位調查紀錄以及法院審訊資料，還有相關私人信函及傳記，詳盡描述瑪麗・馬龍（Mary Mallon）被指控散播傷寒病菌之事件始末，讓我們有機會對這個傳奇人物有深入的認識，並以現代人的眼光，重新審視一世紀以前美國社會對這件事的回應與處置是否合情合理，並思考我們應該如何公平的對待這個「禍源」。

故事發生在一九〇六年，一名三十七歲隻身在美的愛爾蘭移民瑪麗・馬龍應聘到海灣豪宅掌廚，想不到在她到職三個星期後，這家人先後一共有五人不知為何發生相同症狀，被診斷為傷寒。房東太太擔心房子將來會租不出去，因而雇用一位衛生工程師——號稱「流行病鬥士」的喬治・梭普博士（George Albert Soper）調查疫情的起因。梭普逐一訪談瑪麗幫傭過的幾個家庭後，竟然發現這些家庭一共有二十二人染上傷寒，一人死亡，只有一家未感染傷寒，而這對老夫婦過去得過傷寒因而免疫。於是梭普以這項「間接證據」斷言瑪麗為罪魁禍首。紐約市衛生局人員與警方逮捕瑪麗，將其送往偏遠的孤島醫院隔離拘禁，並多次強行採檢其尿液、糞便與血液。

雖然在一九〇〇年，疾病學家已經發現有「健康帶原者」，但這種觀念在美國尚未廣為接受，何況瑪麗身強體壯、毫無症狀，實在很難接受這「莫須有」的罪名。尤其令她忿忿不平的是，當所有檢查尚無法確證她是帶菌者，報紙就已披露她的全名。之後她投書報紙陳情、申請人身保護令，均被駁回。直到失去自由三年後才獲釋放；

條件是不可再當廚師，而且要重視個人衛生習慣。重獲自由後有一段時間瑪麗都遵照規定，定期回衛生局報到，並且不再掌廚。

然而到了一九一五年，曼哈頓一間婦女醫院爆發傷寒疫情，共有二十五人得病（包括二十四名醫院員工和一名病患），這時才發現瑪麗在這間醫院當廚師，因而被認定為明知故犯、十惡不赦的大罪人，再度押回孤島，終生拘禁了二十六年，最後因肺炎病逝。

瑪麗的故事衍生出一個重要議題：當科學數據顯示有「相關性」，但所有的檢查還沒有真正確認瑪麗本身患有傷寒或帶菌，瑪麗就被貼上「可能違害公眾安全」的罪名遭到逮捕拘禁，並且被媒體大肆渲染而身敗名裂。後來雖從瑪麗的糞便檢體證實她的確不定時釋放出傷寒病菌，但這個個案充分顯示個人隱私權不被尊重。同時在拘禁其間，瑪麗多次遭受衛生當局威脅，必須接受膽囊切除以遏止其感染來源，但瑪麗考慮到手術的風險而始終斷然拒絕，同時她也被迫服用多種仍在實驗階段的傷寒治劑，但後來才發現瑪麗並沒有完全聽從服用。

讓人慶幸的是，自從HIPAA這項保障病人隱私權的法案在美國實施以來，臺灣社會和醫界也漸能發揮這項法案的精神，相信今後再也不會有人因為不幸成了傳染源而被暴露身分甚至判罪，成了萬夫所指的大惡人。

寫到這裡，不覺想到五十年前當我還是個醫學生，在細菌學課堂上第一次聽到「傷寒瑪麗」的故事，怎麼沒有為她叫屈？同時我也慶幸《致命廚娘：不要叫我傷寒瑪麗》這本書的問世能喚起更多人對病人隱私權的尊重。

本書的最後一章是〈後記：為了瑪麗而寫〉，作者提到瑪麗遺產的分配展現出她對弱勢族群及宗教團體的關懷，顯現瑪麗並沒有因為自己出身弱勢、受盡欺侮而變得憤世嫉俗，仍舊對人充滿愛心。我非常同意本章的最後一段話：「反覆思索已知的全部事實，我可以肯定一件事：生命正如瑪麗所說的無常。不論是從社會或個人立場而言，我們都必須保護大眾不受疾病感染，但同時我們也必須以人道而理智的方式，帶著同理心去看待那些罹病者。我們必須保持理性，不被盲目的恐懼掌控。」

【推薦文】

從疾病檢視文明社會的指標

呂秋遠（律師）

這本著作以報導文學的形式重現傷寒瑪麗（Typhoid Mary）的流行病學議題，相當好讀易懂。重要的是，本書不只談到傳染病的隔離問題，還包括公眾利益與個人自由之間的權衡，以及性別、少數族群等議題。我們可以透過《致命廚娘：不要叫我傷寒瑪麗》這本書重新省思，當SARS肆虐期間如果出現瑪麗這樣的人，我們會以什麼態度去面對？

面對疾病的態度，其實也是一個文明社會的指標——從痲瘋、傷寒、SARS到伊波拉，都是如此。

一段意義豐富的重要醫學史

張鐵志（文化與政治評論家）

閱讀這本書宛如觀賞一部引人入勝的精采電影，但這不是虛構的故事，而是一段意義豐富的重要醫學史。

更重要的是，傷寒瑪麗的悲劇帶領我們去思考諸多議題，如：醫學倫理、病人權利、個人權利與集體利益，以及人們如何可能被恐懼綁架，而扭曲了自以為相信的人權理念——不論是對於傳染病患者、死刑犯，或者所謂的恐怖份子。

傷寒瑪麗的哀愁

黃瓏寧（馬偕兒童醫院兒童感染科主治醫師）

「傷寒」兩個字對一般讀者來說，恐怕覺得很遙遠，但如果提到「沙門氏菌」感染，家有幼兒的家長應該都聽說過：那是造成兒童血便、腸胃發炎的頭號元凶。

沙門氏菌的型別超過兩千種，大部分是人畜共通──可以感染人類，但也可以感染其他的動物。其中只有一種沙門氏菌，對人類情有獨鍾，不去感染其他動物，單單愛與某些體質的人「長相廝守」，一輩子不離不棄。這隻特別的沙門氏菌，就是本書主角傷寒瑪麗身上所藏匿的傷寒沙門氏菌（簡稱為傷寒桿菌）。

細菌愛人，人卻不愛牠；有些帶原者如瑪麗，可以與牠共處而毫無症狀，但也有人和牠極不相容，一碰到就會敗血症發作而死亡。在那微生物學與公共衛生學還未成熟的年代，社會民智未開，一位無辜的新移民帶原者，和一位鍥而不捨的公衛先驅，加上嗜血媒體的搧風點火，就這樣展開一個發人深省的醫學倫理故事。

重新認識一個活生生的靈魂

鄭俊德（華人閱讀社群主編）

「傷寒瑪麗」——一個出現在健康教育課本上的名詞，過去讀她是為了了解病毒的傳染途徑，現在再讀她則是從歷史以及人性去看待一個靈魂。

一個毫無病症的健康帶原者，如果你是她，會怎麼看待自己的一生？是聽天由命接受隔離，還是逃出禁錮隱姓埋名？

瑪麗兩者都做了。或許是天意，她還是沒能躲掉，終究淹沒在流言蜚語的洪流裡，成為歷史上的一個驚嘆號！

過去你所知道的傷寒瑪麗是考試題目，透過《致命廚娘：不要叫我傷寒瑪麗》這本書，你將認識另一個瑪麗——一個活生生的靈魂，真實堅強的活過一段人生。

以史為鑑，省察深思

鄭國威
（PanSci 泛科學總編輯）

只記得「傷寒瑪麗」四個字嗎？看完這本書，讓我有點愧疚於過往對這四個字背後的故事竟然一無所知。作者費心從史料中抽絲剝繭，將這段重要歷史流暢且精采的重新「修復」，你會發現醫療史上的傳奇故事活了過來，一幀幀黑白照片頓時變成流動的3D電影。

以史為鑑，這段故事也讓一介科學傳播工作者如我更覺己身責任之重大。

正確觀念和醫療水準皆需與時俱進

潘懷宗（陽明大學醫學院藥理教授、臺北市議員）

傷寒瑪麗是公共衛生史上首開「健康帶原者」之先例；在這個著名故事中，主角瑪麗．馬龍自己未曾發病，卻將疾病傳染給其他人。

所謂「健康帶原者」（healthy carrier）是指其本身沒有明顯症狀或未曾發病，卻能將疾病傳播出去。一般而言，「帶原者」與「健康者」之間外表並無明顯差別；本書主角瑪麗．馬龍即使身上帶有足以致命的病原菌，但是她仍然保持健康狀態，且並無罹患傷寒的紀錄。

在二十世紀初期，「健康帶原者」這樣的概念非常難以理解，亦難以為人所接受；對大多數人而言，唯有生病的人才有可能傳染疾病。當時其實還有許多類似情況的健康帶原者，包括不少男性，但是他們並未遭受和瑪麗一樣的待遇，有些男性廚師甚至獲得經濟補助並由政府輔導轉業。而以瑪麗．馬龍的移民身分，在當時的美國工作機會並不多，以至於她在被釋放之後只得重操舊業，沒想到再次引爆傷寒疫情，因而落得終生拘禁的下場。

若干年前，在新竹科學園區也發生了類似的事件：一名印尼女性在新竹經營小吃店，她本身是傷寒帶原者，但是並沒有傷寒發病病史，有四名科技公司員工吃了這名印尼女性烹煮的食物後，出現發燒、腹瀉等症狀，送醫治療才發現感染了傷寒。這位引爆疫情的印尼女性幸運的身處現今這個時代，只要依照規定歇業、暫時居家隔離即可，並不會像本書主角瑪麗·馬龍那樣終生拘禁孤島。

從醫學院教授的角度來看《致命廚娘：不要叫我傷寒瑪麗》，讓我感觸良多。無論是性別、種族甚至階級，在在影響著那個時代政府當局的公共衛生政策，包括傳染病的隔離與疾病傳播的風險評估等種種措施。期盼在如今這個資訊爆炸、醫療保健水準突飛猛進的時代，人們對傳染病有更正確的了解及預防觀念，不再重演「傷寒瑪麗」這種因歧視而釀成的悲劇。

本書發人省思，端看讀者是以何種視角切入，非常值得一讀，推薦給您！

恐懼，比病毒更可怕

藍佩嘉（臺灣大學社會學系教授）

你或許聽過傷寒瑪麗，但你其實不知道她的故事——她是勇敢跨海的移民勞工、獨力謀生的單身女性。她帶著看不見的病菌，卻掀起人們赤裸裸的拒斥——國家將她無情隔離、媒體對她肉身搜尋。

這本生動平實的好書翻出塵封的歷史，提醒我們：恐懼有時比病毒更可怕；後者傷害身體健康，前者讓我們失去人性。

目錄

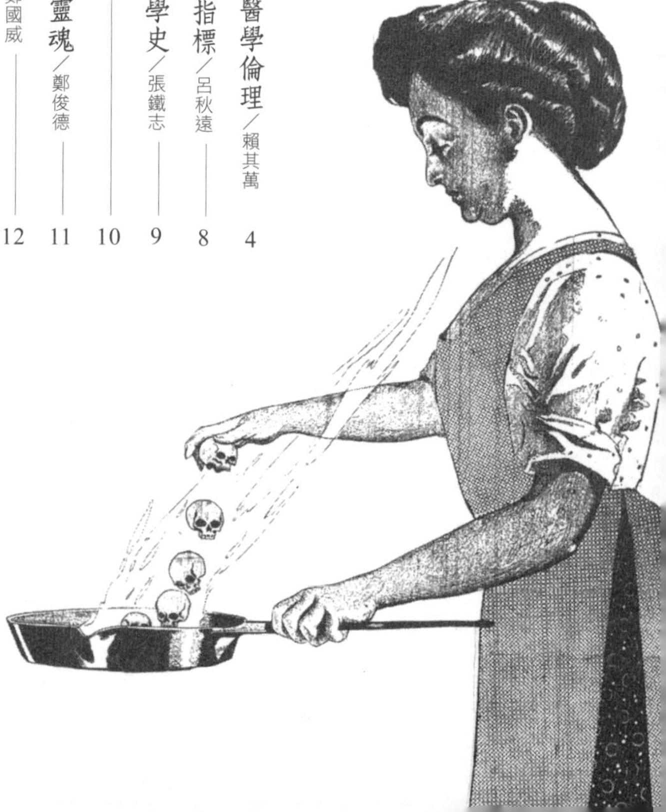

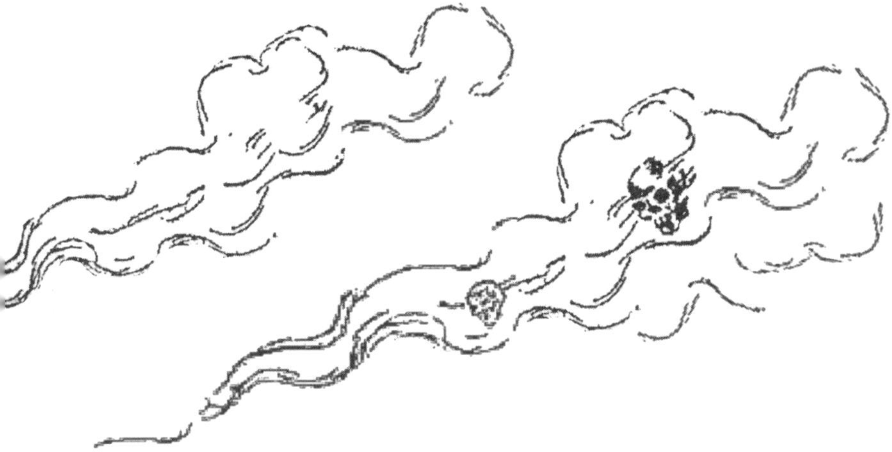

啐！人生總要吃下不少髒東西。

——強納森・史威夫特

《文雅談吐集》〈對話一〉，1738 年出版敬愛的讀者：

如果你有潔癖，不喜歡看到關於細菌的描寫，請停止往下翻閱，趕快換另一本書來看。

如果你沒有以下習慣，可以安心繼續閱讀本書：上完廁所及吃飯前一定要用肥皂和熱水刷洗雙手持續三十秒以上、定期清理指甲縫、打噴嚏或咳嗽時會用衛生紙或手肘肩膀遮掩口鼻、每週至少清洗或更換浴巾兩次、每天固定用消毒劑擦拭手機和電腦鍵盤、天天清理隨身包包和錢包。

如果你不在意碰觸門把、會和親友共用餐具、敢把三明治放在餐館桌上、相信食物掉地五秒內還可以吃，歡迎你繼續讀下去。

祝閱讀愉快！

作者敬上

1 夏日豪宅的新廚娘

在紐約長島的牡蠣灣，查爾斯・艾利略・華倫太太開除了家中的廚子。當時是一九〇六年八月，距離夏季結束還有好幾週。華倫太太需要一名新廚子，否則真不知該怎麼辦——家裡有四個小孩和五個僕人等著吃飯，還有滿檔的社交晚宴和週日茶會。

對於像華倫太太這樣的貴婦來說，這是個棘手問題。當時美國境內大約有兩百三十萬名僕役，人數雖多，可是要找到讓華倫太太中意的好僕人並不容易。

華倫太太的廚子要能夠犧牲奉獻，每天工作十四個小時，早、中、晚隨傳隨到，成天穿著素面連身長裙及白色的女僕帽和圍裙，腳踩厚底鞋，沒得到允許絕不私自出門。有些家庭的廚師必須和其他僕人共用房間，有些則可以選擇睡在閣樓或地下室。

一個好僕人懂得謹守本分，不會自以為是。她要保持謙遜低調，就算自己比主人聰明，也絕不會外露。她在廚房裡用普通的陶瓦鐵製餐具吃飯，不會碰主人家的上好瓷器和銀器。儘管主人親切的直呼她的名字，不管是布莉姬、莎莉、佩姬或瑪姬，她總是恭敬的稱呼主人為「先生」、「老爺」、「小姐」、「太太」、「夫人」。無論年紀多大，她永遠是個女僕而不是女士。

她絕不會擅自從大宅的正門進出，只使用僕役專用的後門，或是從前門臺階下方鑽進鑽出。要是在外面碰巧遠遠看到主人，她會移開目光，避免打照面。

好僕人知道所有美國人生而平等、不分階級，但同時也明白主人比僕人更有權力。一個好僕人不會抱怨，不會要求簽訂載明工時、工作內容和薪資的勞動契約。

在許多雇主心目中，「好僕人」意味著特定的種族、國籍或宗教信仰。有些雇主只聘請白人，有些則只找黑人；有些光挑新教徒，有些非天主教徒不可；有些願意雇用外籍勞工，有些則毫不考慮。

雇用僕人的決定權完全由女主人掌控，所以華倫太太依照紐約市絕大多數女主人的慣例做法，打電話給曼哈頓二十八街的史太太幫傭仲介所，告訴他們：「派個廚子過來。」

這家幫傭仲介所的主任很快給了華倫太太一個名字：瑪麗・馬龍（Mary Mallon），說她是個十足的好廚子，從個性、廚藝到推薦人的口碑都沒話說。

不用說，華倫太太對瑪麗的經歷很滿意。瑪麗曾經為紐約市最顯赫的一些上流家庭工作，這些家族和華倫家並列於《名人錄》和《紐約時報》社交版，也因為如此，瑪麗的薪水很不錯。

瑪麗擔任廚師的薪酬是每月四十五美元（大約相當於今日的一千一百八十美元，約合新臺幣三萬六千元），遠超過一般中產家庭付給廚師的薪水。這在當時是很普遍的現象——同樣的工作，越有錢的家庭給的酬勞越高，甚至達到中產家庭的兩倍。現實就是如此。

至於瑪麗是不是個完美的僕人？恐怕沒有任何一個僕人是完美的。如果瑪麗很完美，想必前任雇主會牢牢拴著她不肯放手，哪有機會到牡蠣灣為華倫家服務？

關於華倫太太和瑪麗・馬龍的面試會談，沒有留下相關紀錄。很可能根本就沒什麼「面試」，要是華倫太太不滿意，就會直接把人打發回去。

仲介把瑪麗介紹到華倫家的時候，瑪麗三十七歲，未婚，沒有家人和孩子，身體健康，從沒請過一天病假，推薦人對她讚譽有加。是的，瑪麗在每個家庭待的時間都不長，不超過一到兩年，但這在幫傭圈子裡並不是什麼異常的情況。沒錯，瑪麗的工作經歷有斷斷續續的空窗期，但這對家庭幫傭來說是司空見慣的現象。

瑪麗是愛爾蘭裔的羅馬天主教徒。有些雇主對愛爾蘭天主教徒存有偏見，但是到了一九〇六年，這種態度正在轉變，尤其是對愛爾蘭女性的態度。這些從愛爾蘭移民到美國工作的女性有八成以上從事幫傭，仲介公司盛讚愛爾蘭女性是優異的家庭幫手。

許多雇主同意這一點，稱讚家中的愛爾蘭幫傭「反應快」、「體力好，很健談」，常見的形容詞包括「勤快」、「信仰虔誠」、「潔身自愛」。雇主們發現愛爾蘭僕人「正直不阿」，循規蹈矩，鮮少惹麻煩。如同某位雇主所說：「愛爾蘭人呢，通常滿老實的。」

華倫太太是否抱持以上的刻板印象，我們不得而知。可以確定的是，她當場決定雇用瑪麗。

瑪麗的人生就此永遠改變。

2 致命甜點

瑪麗．馬龍打包了行李，搭火車到牡蠣灣。這是一座人氣度假城鎮，位於紐約長島。瑪麗一路來到一棟黃色大宅，位於東主街和麥康巷的交叉轉角，有高大的窗戶，外圍環繞著飾有典雅拱頂的門廊。

宅邸坐落在一大片修剪整齊的庭園當中，一側向下傾斜延伸至海灣，另一側鄰接城鎮邊緣。東主街從此處開始轉入林間，環抱海岸線串連其他豪宅。華倫先生租下了這棟宅邸供全家避暑。

廚師的生活並不輕鬆，不過在這兒，瑪麗不用像其他外籍勞工那樣蝸居在髒亂陰暗的下東城區簡陋公寓，也不必忍受燠熱難耐的都市熱氣，而且得以遠離擁擠的街道和噪音、穢物。

牡蠣灣瀰漫著濃烈的海洋氣息，簡直可以在空氣中嘗到海味。夏日港灣帆船雲集，漁夫在沙地挖蛤蜊，海鷗在頭頂盤旋，不時振翅高飛然後再次盤旋鳴嘯。

瑪麗開始投入新工作，整天在廚房忙個不停，大展廚藝。儘管她話不多，不大愛和別人打交道，但是沒人在意。

廚房裡有些工具可以讓瑪麗工作起來輕鬆些，包括手搖式攪拌器和削皮器，不過大部分工作得靠手工完成，像是混合食材、擀麵、揉麵、拍打、切削蔬菜和蘋果、桃子等水果。廚師的工作還包括洗碗盤、打掃刷洗廚房及儲藏室，並且讓爐子保持光可鑑人。

華倫太太開除前任廚子的原因，就算瑪麗知道，也絕口不提，或者很有可能瑪麗從來沒有問起這件事。有些認識瑪麗的人形容她「腦筋不錯」但是「不大與人交際」，還說她「脾氣很大」，「眼睛一瞪」便讓人噤若寒蟬。

瑪麗本來話就不多，更從未談過自己的身世過往。她獨來獨往，盡忠職守，專心打理好廚房的大小事。這些都是好僕人應該具備的特質。好僕人不會在主人背後嚼舌根；家裡發生的事就留在家裡，這樣是最好的。

每天一早不到六點瑪麗就起床了，先把夜壺拿到室外僕人用的廁所倒乾淨，然後在廚房的水龍頭用冷水洗手。廚房沒有熱水龍頭，所以她在爐子上燒著一壺熱水備用。瑪麗有一塊在商店買的萬用肥皂，洗碗的時候便刮下一些肥皂打進洗碗水。這種粗糙的肥皂使她雙手紅腫發炎。

等到生好火、做完會弄髒衣物的工作之後，瑪麗換上乾淨的棉衫，盤起頭髮，戴上潔白的僕人帽，把白色的廚師圍裙套過脖子、在腰部打結繫緊。接著她拿出鍋碗瓢盆、刀叉湯匙等廚具，排列在木製工作桌上。

有十一張嘴巴等著吃飯，包括華倫一家六口和五個家僕，要搞定這一大家子，必須一早就開始準備。

烹煮一日三餐已經夠累人了，倘若遇到華倫家大宴賓客時，更是忙得團團轉。另外，廚子還要負責在早餐前清掃走廊、門口和餐廳。

華倫家租用的這棟大宅雖然寬敞，廚房卻可能很小。在一九〇六年，一間設備齊全的廚房裡有瓦斯爐（此時已有三分之一的家庭把煤爐和柴爐換成瓦斯爐）、附帶工作檯面或瀝水板的水槽、木製工作桌，還有方便刷洗的油氈地板。

有些廚房裡有餐具櫃，不過大部分只有開放式的置物架和一座被稱為「廚房鋼琴」的大型多功能儲物箱；這個儲物箱設有木製的工作檯面、抽屜及儲物空間，可以用來存放糖、鹽、麵粉、香料、牛奶、蛋和糖蜜，其他放不下的食材則收在儲藏室。

取代冰箱和冰庫的，是內層塗上琺瑯的冰櫃，通常擺在後門廊上，方便送牛奶和冰塊來的小販把食材放進去。當時冰塊的售價大約是十五磅（將近七公斤）賣五分錢（差不多相當於今日的一塊半美金，約合新臺幣四十五元）。

通常一大塊冰可以放上好幾天，實際存放天數則要看冰塊的重量、室外溫度和冰櫃開啟的頻率等條件而定。

廚師統管廚房的大小事。瑪麗負責訂購食材，還要確保沒有一絲一毫的浪費。

她選用最新鮮的食材：肉品和麵包向當地的肉販和麵包店訂購、蔬菜水果來自附近的果園和菜園，還有鄰近牧場的鮮奶、雞蛋和奶油。瑪麗用這些食材做出美味的燒烤料理、口感綿密的蛋糕、香滑的布丁，還有她的招牌甜點——手工冰淇淋。

「節儉」是種藝術。華倫家並不缺錢——華倫先生是曼哈頓林肯國民銀行副總裁，他的客戶包括名列全美富豪榜的范德比爾特家族，但是不管怎麼說，一個好廚師會善加利用每一分殘羹剩餚，連一小片麵包屑也不放過。

乾掉的麵包可以磨成麵包粉，加進布丁或餡料，或是用來使肉汁更濃稠。吐司可以變身為薄煎餅和麵包布丁，大骨用來熬豆子湯，吃剩的蔬菜還可以放進湯鍋裡。煎烤牛排流出來的肉汁用來煎魚和馬鈴薯，酸掉的牛奶加熱做成凝乳起司，吃剩的馬鈴薯做成薯餅後又可以端上桌。甚至連蛋殼也能派上用場——用來吸附高湯、果凍和咖啡中的雜質。

瑪麗來到華倫家大約三週之後，某個週日，她在冰淇淋機的金屬內鍋中倒入鮮奶油、牛奶和糖，然後在內鍋外層裹上加鹽的冰塊，開始用力轉動手把，幾分鐘後倒出攪拌好的成品：香滑濃郁的冰淇淋。

瑪麗在冰淇淋裡拌入切塊的新鮮桃子。那年夏天桃子特別甜美多汁，當地一家果園在《長島新聞報》上這樣誇口：「本季上市的桃子又大又甜，前所未見。」

瑪麗舀起冰淇淋擺盤，放在托盤上，由女僕端給華倫一家享用。那天晚上瑪麗製作的冰淇淋足夠分給所有人，包括華倫家的僕人，連園丁也有一份。冰淇淋是為夏季正餐畫下句點的理想甜點，因為不需要烹煮，而且不管吃得多飽，總是還有空間容納冰淇淋。

瑪麗幾乎在每個工作過的家庭都做過這道甜點。品嘗著冰淇淋的華倫一家和僕人想必發出了讚嘆，或許他們在席間還聊到了桃子園的主人，說起他如何拿自家產品獻寶，送了一籃新鮮桃子給正在幾哩外薩格摩丘宅邸避暑的老羅斯福總統。

晚宴過後，瑪麗開始為第二天的工作做準備，洗碗盤、刷鍋子、收拾瓶瓶罐罐、清理爐子，把所有東西歸位。

在上床睡覺之前，說不定瑪麗會偷得半刻清閒，站在環抱大宅的門廊，呼吸著從長島海灣一路吹往大西洋的鹹鹹海風。說不定在這一刻，她會任由自己的思緒飄回愛爾蘭，那是她在十來歲時飄洋過海、孤身離開的家鄉。

瑪麗從來沒有向雇主或共事的僕人吐露自己的成長背景。我們對瑪麗的認識主要來自於少數幾份文件、別人對她的評論，以及她親筆書寫的一封長達六頁的信。

根據瑪麗的死亡證明書，我們得知她於一八六九年九月二十三日出生於愛爾蘭；父親是約翰·馬龍，母親是凱薩琳·伊果。

從其他的紀錄中，我們得知瑪麗出生於北愛爾蘭蒂龍郡的庫克斯敦。她在一八八三年十四歲生日前後，登上了一艘開往美國的蒸汽輪船。抵達紐約市之後，她一開始和姑父姑母同住，但不久這兩位長輩雙雙辭世，留下尚未成年的瑪麗獨自在異鄉奮鬥。

我們不清楚瑪麗為什麼要離開愛爾蘭，也不知道瑪麗還有沒有其他親友留在愛爾蘭。我們只知道，瑪麗的父母熬過了一八四五年到一八五〇年間爆發的愛爾蘭大饑荒；當時由於馬鈴薯歉收，使得百萬窮困人民死於飢餓和相關疾病。位於北愛爾蘭的蒂龍郡損失了至少一成人口，其他許多郡縣災情更慘重。或許瑪麗前往美國是為了尋求更好的生活。

我們知道瑪麗能讀寫、會算術（當時愛爾蘭的識字率是七成三，比美國低了一成），還知道她會縫紉、善編織；而且上述這些技能她都做得很好。

瑪麗學會烹飪的過程我們不得而知。有可能她在紐約落腳後，一開始到一些小家庭幫傭，先是洗衣服，然後是熨燙衣物、清掃房間，一步步學會各種家務。我們知道瑪麗非常看重自己的工作，並且以此為榮。雇主說她工作很賣力，出門度假時常帶著她，讓她繼續為主人一家烹煮三餐。

根據文件紀錄，我們知道瑪麗曾經在一家醫院的兒童病房工作。她喜歡孩子，孩子也喜歡她。她對《紐約世界報》的記者說：「那些病得很重的孩子常常乏人照顧。」

我們不知道為什麼瑪麗對愛爾蘭的往事絕口不提——是否為了逃避痛苦的回憶？還是恥辱的回憶？不論原因為何，或許和過往保持距離正是她的生存之道。

我們知道的是，瑪麗輕快的愛爾蘭口音始終跟隨著她：雖然年深月久不免漸漸淡化，但從未完全消失。這是瑪麗唯一隱隱透露出的愛爾蘭過往。

在牡蠣灣工作的瑪麗投入於每天的例行事務，為華倫家烹煮精緻的餐點，也為僕人烹煮一般的餐點。

將近八月底的某一天，九歲的瑪格莉特・華倫突然感到全身疲軟無力，提不起勁和兄弟姊妹跑跳玩耍，還抱怨頭很痛。華倫太太摸了摸瑪格莉特的臉頰，發現有點燙，她不僅發燒還拉肚子。

一開始華倫太太很可能不以為意。當時有一則家喻戶曉的廣告宣稱小兒夏季腹瀉是很平常的，當地報紙上刊登的廣告這樣寫著：「張氏特效藥專治腸絞痛、霍亂、腹瀉，服用後再以蓖麻油清腸胃，保證見效。」這款特效藥在當地藥房只要二十五分錢就可以買到。

接下來那幾天，瑪麗繼續在廚房熬湯、切水果、削紅蘿蔔和馬鈴薯、烘焙布丁和蛋糕；瑪格莉特的病情則是越來越嚴重。她不僅持續發燒，高溫還達到攝氏四十度半，因而引發譫妄，也就是意識混亂、出現幻覺的症狀。女僕在小女孩的額頭敷上溼布降溫，或許還幫她泡了冷水澡，但是咳嗽反而加劇，頭痛到像是鐵錘在腦袋裡敲。

腹瀉的情況也日益加重，甚至還帶血。瑪格莉特一拉肚子，女僕就得扯下弄髒的床單趕緊送下樓清洗。瑪麗在爐子上燒著一鍋水備用，有個女僕或洗衣婦專門負責刷洗床單然後晾乾，再由女僕抱著新床單跑上樓更換。

之後瑪格莉特開始出疹子，這下全家上下都猜到她得了什麼病。華倫太太立刻派人去請醫生。

醫生確診瑪格莉特得了傷寒，這種腸道感染疾病不僅傳染力強，而且死亡率高，每五個患者就有一人死亡。

一九〇六年還沒有預防傷寒的疫苗，也沒有治療傷寒的藥物。傷寒疫苗要到一九一一年才問世，抗生素的發現更要等到一九四二年，而後到了一九四九年才研發出專門治療傷寒的氯黴素。

此時，華倫家能做的只有想辦法讓女兒減輕症狀，懷著希望等待並且虔誠祈禱。如果瑪格莉特能度過這一關，她的身體就會對傷寒產生自然免疫力。

在那一週當中，很快又有五個人病倒：華倫太太、瑪格莉特的姊姊、兩個女僕加上園丁。其中兩人被送到當地的醫院，其餘三人則是請醫生到府治療。

華倫家相信這場傳染病的起因是飲用水受到汙染，這是傷寒最常見的病因，於是他們匆匆打包行李，搬回位於紐約市上東區安全的住家，瑪格莉特的兩個兄弟則被送到紐澤西州親戚家避難。

瑪麗・馬龍並沒有跟著華倫家返回市區的褐石連棟豪宅，或許是因為華倫家不再需要瑪麗掌廚，也有可能是因為她找到更好的工作，或是因為她擔心自己染上這種可怕的疾病。又或者她感覺自己運氣實在很背，在她工作過的許多家庭都發生了傷寒感染。

瑪麗離開的真正原因，我們不得而知，也永遠無法知道，因為她從未提起。瑪麗是一個重視隱私、不多管閒事的人。

她希望別人也能像她一樣。

3 病因成謎

在九月剩餘的日子當中，這棟典雅的牡蠣灣豪宅人去樓空，簾幕低垂，大門深鎖。由於園丁臥病，所以雜草肆意生長，樹籬乏人修剪，花園任其荒蕪。

到了九月底，屋主喬治．湯普森夫婦回到了牡蠣灣。他們共有三處房產，其中這棟牡蠣灣的房子通常在夏季出租，他們自己則是到卡茲奇山的別墅避暑。

顯然湯普森夫婦沒看到《紐約時報》的報導——華倫家的消息在

一九〇六年九月十一日登上《紐約時報》頭版，標題是〈一家五口感染傷寒〉。

所以說，在夏季結束時，華倫家已經離開牡蠣灣，這一點符合湯普森夫婦的預期，只是他們完全沒料想到，這棟房子竟然成了傷寒傳染的大本營，連他們信賴的園丁也感染得病。幸好園丁度過了危險期，預計可以完全康復。

湯普森夫婦非常震驚。在富裕的牡蠣灣地區，傷寒並不常見。這種疾病通常出現在髒亂的環境，以及那些衛生、如廁習慣不好的人身上。這並不符合華倫家的形象，他們肯定很愛乾淨才是啊。

不管怎麼說，《紐約時報》的報導並沒有譴責華倫家，而是歸咎於房子：「推測是供水系統出問題。」這讓湯普森夫婦坐立難安。

身為屋主的湯普森夫婦知道，傷寒的臭名將會使這棟房子難以出租。更糟糕的情況是，如果房子真的有問題，而且是無法解決的潛在毛病，可能整棟房子會被封鎖甚至焚毀。燒房子是罕見的極端措施，但為了確保公眾健康，有時會認定這是必要的根治之道。

湯普森先生立刻聯絡當地衛生單位，當地衛生官員同樣非常關切這件事。

一九○○年的科學家、醫生和衛生官員已經普遍接受疾病的細菌理論，也就是認同疾病的起因是肉眼看不見的微生物；那些只能用顯微鏡看到的致病微生物稱為細菌或病菌。

傷寒這種致命疾病最常見的病因是飲用水被傷寒桿菌汙染，這種細菌可以在水中或乾掉的汙水餘漬中存活好幾週。傷寒患者使用廁所時，受感染的糞便和尿液排入室外廁所或化糞池，此時假如沒做好排汙措施，像是室外廁所沒清乾淨、化糞池排放設計不當，導致排泄物未妥善處理，細菌就有機會滲入供水系統。

接下來，這些細菌可以輕易入侵人體——只要一小口受汙染的水或一小口受汙染的蔬果，就能讓細菌進入腸道，引發疾病。

熟悉上述傳染途徑的衛生官員開始忙著確認傷寒桿菌如何滲透進入華倫家，有沒有可能是來自馬廄、化糞池或室外廁所的汙水滲入井水，汙染了水源？

他們把螢光素倒進華倫家使用的二樓廁所，然後打開樓下浴室和廚房的水龍頭，如果水龍頭流出來的水是橘紅色，就表示馬桶管線漏水，汙染了屋內其他水源。

結果水是乾淨的。

調查人員又穿上橡膠長靴和手套，在化糞池和馬廄周圍採集樣本，還用工具垂降到僕人使用的室外廁所；井水、頂樓儲水槽、廚房和浴室的水龍頭等水源也都逐一採集，送往實驗室檢驗。

等待檢驗結果的同時，調查持續進行：有沒有可能是送貨員的長靴沾染了細菌？牛奶是不是來自受汙染的牧場？這家人是不是吃到被汙染的蔬果？這些都要列入考量，因為農場或牧場可能使用受汙染的水灌溉或清洗蔬果。

但是這些可能性很快就被排除。牡蠣灣幾乎所有家庭都向同樣的牧場購買牛奶和奶油，可是沒有其他家庭感染傷寒。生鮮蔬果的因素也被排除，因為傳染爆發時華倫家並未生吃蔬果。

而且，要是牛奶或蔬果有問題，疫情應該會嚴重許多，但是牡蠣灣並沒有其他家庭得病。

檢驗結果出來了，什麼也沒有——水龍頭、室外廁所、化糞池，沒有一個地方發現致病細菌。

同一時間，《紐約時報》刊出了華倫太太病情好轉的報導，並寫道：「瑪格莉特．華倫小姐康復情況良好。」湯普森夫婦和衛生官員看到這個消息，想必都鬆了一大口氣。

調查工作徹底執行後，有鑑於同一時間以及之後都未爆發其他傷寒疫情，所以衛生官員判定這起事件原因不明，於是就此收手。既然風險已經過去，便宣告結案。

只不過，事情並沒有到此畫下句點。

至少對湯普森太太來說並非如此。這棟牡蠣灣房子是她的結婚禮物，她可不想讓這件事成為懸案。

4 流行病鬥士登場

雖然日子一天天過去，湯普森太太卻依舊感到有如芒刺在背，因為這棟房子已成為當地居民閒嗑牙的話題。

儘管調查人員檢查了屋裡每一個角落，沒放過任何地方；儘管所有能做的檢驗都做了，而且檢驗結果都是正常的；儘管衛生單位已經結案，認定房子沒問題，鎮上的人還是議論紛紛，猜測水質有問題。

秋去冬來，湯普森太太煩惱著明年夏天房子還能不能出租。誰會冒險租下曾經有六個人在裡頭得到傷寒的房子呢？她必須想辦法徹底解開謎團。

這時，機會來了。

湯普森夫婦透過朋友介紹，認識了喬治・亞伯特・梭普（George Albert Soper）博士，他專精於衛生工程，是流行病學專家，自稱「流行病鬥士」。

梭普最出名的一項成就，便是針對傷寒疫情的專門研究，他曾經深入調查波士頓、紐約州的綺色佳及其他數個城市發生的傷寒疫情，成果斐然。

在一次調查行動中，梭普將兩名傷寒病患及其家人逐出住家，下令燒毀房舍。

湯普森太太必定抱持著一線希望，才會雇用梭普，希望他能解開謎團——而且不用燒掉牡蠣灣這棟房子。

湯普森夫婦的這個新朋友不是醫師，也不是衛生專家，甚至連科學家都算不上。

年方三十六歲的喬治．亞伯特．梭普是美國陸軍衛生隊的衛生工程師，於哥倫比亞大學礦業學院取得博士學位，喜愛閱讀醫學方面的文章和書籍，對流行病學特別感興趣；這門學科探討疾病的模式、成因和影響。

當時，美國各地市政府都在聘請像喬治．梭普這樣經驗豐富的衛生工程師，來協助改善生活環境和公共健康，以遏止傳染病爆發。市政府需要很多幫手。以一九〇〇年為例，專家估計紐約人平均一年丟棄至少七十二公斤食物、五百四十公斤爐灰，以及四十五公斤雜物像是鞋子、家具和其他垃圾。不僅如此，紐約市有超過十萬匹馬，每匹馬平均每天排泄九到十三公斤糞便，排尿量更多達十五公升。當時沒有專人負責清掃街道，也沒有下水道設施和定時收運垃圾的服務，大量的垃圾、廢棄物和汙物就這樣棄置在街上任其腐敗，到最後滲入飲用水造成汙染，散播疾病。

這樣下去可不行。衛生工程師和市政府及衛生部門攜手合作，設計通風良好並附有沖水馬桶的公寓住宅，打造龐大的汙水下水道系統來解決廢水處置問題，還規劃出安全、清潔的飲用水公共供水系統。這些改善措施促使傷寒發生率降低達百分之六十七。

但是，在像喬治・亞伯特・梭普這樣滿懷雄心壯志的流行病鬥士眼中，「百分之六十七」還不夠好，這表示傷寒傳染爆發的危險依然存在，而且他有可供佐證的數據——在一九〇六年，也就是華倫家發生疫情的同一年，紐約市總計發生三千四百六十七起傷寒，造成六百三十九人死亡。所以當湯普森太太向梭普訴苦求助時，這位衛生工程師立刻豎起了耳朵。

梭普有很多理由拒絕提供幫助——時間已經過了好幾週，發病地點又已人去樓空，這些都會使調查格外困難。而且以梭普的經驗和名聲而言，這不過是一起微不足道的小型案例。但是梭普有強烈的好奇心，這件事勾起了他的興趣，所以他同意著手調查。

梭普馬上啟程前往牡蠣灣的湯普森宅邸，捲起袖子開始工作。

流行病學家的工作和偵探很像，兩者同樣得多方蒐集資訊，據以判定疾病的散播途徑，以及如何才能加以控制並且徹底消滅。梭普循著先前調查人員的腳步前進，希望找出他們疏忽的線索，試圖為這場疫情的爆發找出合理原因。

首先，梭普調查了外來傳染源被帶入華倫家的可能性。結果如同先前的調查，排除了牛奶和蔬果受汙染的可能性。

接著，梭普從水龍頭、水井、儲水槽、化糞池、室外廁所採集樣本送到實驗室，檢驗結果全都是陰性，並未發現病菌。

後來梭普表示：「（對於檢驗結果）我很失望。之前的調查工作做得很徹底。我拚命的找，還是找不出毛病出在哪裡。」

難道是房子本身有問題？

梭普調查了湯普森宅邸的歷史紀錄，發現五年前發生過一起傷寒病例，但是之後房子年年出租，並沒再發生過傷寒病例，直到華倫一家入住。

這表示房子沒問題。

梭普把調查目標轉向華倫家成員及其生活習慣。雖然牛奶和蔬果受汙染的可能性已經排除，但是梭普相信，一定有某個人或某種食物把傳染源帶進去。

還有什麼可能被遺漏的線索呢？

梭普重新檢視各項事實，找到了一條線索——華倫家非常喜歡吃蛤蜊，常向一個老婦人買蛤蜊，這個老婦人就在離湯普森宅邸不遠的海灘上搭帳篷而居。

梭普去找那個老婦人，結果無功而返，因為隨著冬天來臨，老婦人早已捲起帳篷離開。梭普檢查了挖掘蛤蜊的地點，發現一條重要線索：有些挖掘蛤蜊的地點受到汙染。

如果水被汙染，那麼蛤蜊也會被汙染。

但這還是說不過去。梭普自問：如果傷寒爆發的起因是蛤蜊，為什麼只有華倫一家出事？看來鎮上很多人嗜食蛤蜊，也都向同一個老婦人購買，或是購自附近區域。

梭普進一步查證，發現華倫家從七月十五日後就沒再吃過蛤蜊，而瑪格莉特・華倫卻直到八月二十七日才發病，足足過了四十三天。由於傷寒的潛伏期是八到十四天，所以蛤蜊不可能是禍首。

這條線索再次受挫，但是梭普依然堅信病源來自外界，只不過到底是如何被帶進去的？是被誰帶進去的？如果致病的原因不是水，不是牛奶蔬果或蛤蜊，也不是室外廁所或化糞池，那會是什麼？

梭普重新檢視已知的事實，特別把注意力放在八月。他仔細思考了華倫家發病的順序：一開始是九歲的瑪格莉特，接著是照顧她的兩個女僕，然後是媽媽、姊姊，最後是在這棟房子工作數年的園丁。梭普注意到，生病的不只是華倫家人**或**僕人，而是華倫家人**和**僕人。

這一點很重要。根據發病的先後順序，梭普肯定沒有人是被瑪格莉特傳染的。直覺告訴他，每一個病例都是個別被感染——因為接觸了感染瑪格莉特的那個人或物才被感染。

於是梭普前往華倫家位於紐約市上東區的宅邸訪查，了解當時是否有人曾經離開牡蠣灣。梭普推論：這個人可能在外面什麼地方感染了傷寒，然後帶回牡蠣灣。

但是華倫家的答覆是「沒有」——沒有任何一個家庭成員或僕人曾經離開過，不管是外出訪友、野餐或其他任何理由，全都沒有。

對了，有一個例外。

原來的廚子被開除了。她在八月的第一週離開牡蠣灣，沒再回來過。之後華倫家聘雇一名新廚娘，她的口碑很好，曾經在最體面的一些家庭工作過。新廚娘上工的日期是八月四日，名叫瑪麗‧馬龍。

梭普在腦袋裡計算著日期，瑪麗‧馬龍是在傷寒爆發前三週開始在華倫家掌廚。後來梭普在醫學期刊中寫道：「這絕對是一條最重要的可能線索。」

新廚娘是華倫家唯一有變化的因素，所以是一條重要線索。梭普繼續追問：這個新廚娘做了哪些餐點？

終於，梭普查出華倫家畢竟還是吃了生鮮水果。那是新廚娘做的招牌甜點——自製冰淇淋佐鮮切蜜桃，非常美味。時間是八月二十日週日晚上，瑪麗上工剛滿十六天。

身為衛生工程師的梭普很清楚，冷凍並不能殺死傷寒病菌，只能抑制其活力。

他也知道，腸道是細菌孳生的理想環境，成人體內有如水管蜿蜒盤曲的腸道超過六公尺。沾滿細菌的冰淇淋從喉嚨滑下之後，通過胃部進入小腸，腸內攝氏三十七度的環境正適合細菌孳生。在溫暖潮溼又陰暗的管道間，傷寒桿菌不斷生長繁殖，不僅速度驚人而且數量龐大：光一個病菌細胞可以在二十四小時內繁殖為八百萬個病菌。

梭普後來寫道：「我認為，這是讓廚娘手上的病菌感染一家大小的最佳途徑。」

梭普的推論是這樣的：廚娘瑪麗．馬龍看似健康，膽囊和腸子裡卻滿是傷寒桿菌。梭普寫道：「毫無疑問，廚娘的手在她上廁所時受到汙染，成為傳播病菌的工具。至於是被她的尿液還是糞便汙染，則不得而知。」

梭普猜測：瑪麗如廁後沒有好好把手洗乾淨就去處理食物，來自尿液或糞便中的細菌沾染了她的手或指甲縫，在她削皮切桃子和攪拌冰淇淋的過程中，細菌進到甜點裡面，然後被端上桌。

這番合理的推論讓梭普相信：華倫家爆發傷寒疫情，新廚娘必須負起責任。

在梭普發表的論文中，瑪麗被描述為一個衛生習慣不佳的廚子。

梭普沒有提到的是：如果瑪麗確實感染傷寒桿菌，想要靠洗手來消滅病菌幾乎是不可能的事——她必須把雙手裡裡外外刷洗乾淨，包括手心手背、指縫和指甲縫，都要用肥皂和攝氏六十度的熱水持續沖洗至少三十秒。這麼熱的水，只要五秒鐘就能造成三度燒燙傷。

梭普表示：「如果能找到這名廚娘，她所提供的證詞可望釐清傷寒爆發的原因。」

要找出這名離職的廚娘並不容易。瑪麗・馬龍已經離開華倫家好幾週，目前下落不明。梭普既沒有她的住址也沒有電話。

但是梭普有她的名字和外觀描述：瑪麗・馬龍，高個子的愛爾蘭女性，現年三十八歲，有一雙清澈的藍眼睛，嘴型堅毅，下巴緊實，看起來非常健康。梭普也知道是哪一家仲介搭的線。

他打定主意要找出這名廚娘，就算踏破鐵鞋也在所不惜。

5 廚娘發威

喬治・梭普開始追查這名失蹤廚娘，第一站就是推薦華倫太太雇用瑪麗・馬龍的「史太太幫傭仲介所」。

結果經營這家仲介所的並不是什麼「史太太」，而是一位男性。他不知道瑪麗人在哪裡，但是他給了梭普一份名單，列出瑪麗服務過的七戶人家。這份名單並不完整，因為多年來瑪麗曾經透過好幾家仲介介紹工作；有時候甚至不靠仲介，而是透過廣告應徵。

不過，好歹這份名單是個開始。梭普就像一個試圖解開謎團的老練偵探，手上拿著名單奔波在大街小巷，一戶接著一戶探訪瑪麗以前的雇主。

對於像梭普這樣的流行病鬥士而言，要解開的謎團並不是「凶手是誰」，也不是瑪麗的下落（這一點當然也很重要）。梭普關切的是，瑪麗曾經在哪些地方掌廚，以及這些家庭在她幫傭期間是否發生過不尋常的事。

梭普在蒐集證據，證明瑪麗有罪。

事實上，梭普自有一套推論。身為一個關切疾病預防問題的衛生工程師，梭普當然知道著名德國醫師兼細菌學者羅伯・柯霍（Robert

Koch）的研究成果，他證明了特定細菌會造成特定疾病，以及細菌會傳染。「柯霍氏假說」迄今仍廣泛應用於實驗研究中。

到了一九〇〇年，科學家已經發現，有少部分曾經感染白喉、霍亂、傷寒等傳染病的人，康復之後，儘管外表看起來完全健康，但還是會繼續散播疾病，這種人稱為「健康帶原者」。然而，他們卻一點也不知道自己正在散播病菌。

一九〇二年柯霍發表一篇重要論文，主題是歐洲的傷寒健康帶原者。三年後柯霍獲得諾貝爾生理學或醫學獎，但是「健康帶原者」的概念在美國尚未發現實證——而此刻正是關鍵所在。

梭普肯定自己正在追蹤的是個健康帶原者，而且是美國首例。

要是梭普的推論正確，這項發現將使他一舉成名，奠定他在醫界和科學界的地位。他將會受邀在學術會議發表演講和論文。他的名字會被寫進醫學史流傳下去，和羅伯・柯霍這樣知名的科學家並列。

但是，首先梭普必須蒐集證據支持自己的推論。梭普採取的第一步是確認名單上這些家庭所在的地點：瑪麗・馬龍工作過的地點包括紐約州的摩馬羅內克、紐約市、緬因州的黑港、紐約州的沙角、紐約州的牡蠣灣，以及紐約州的塔克西多帕克。

梭普一一探訪瑪麗的前雇主，採訪各家的家庭成員和僕人。讓他失望的是，大部分雇主並不十分清楚僕人的背景。

梭普在《軍醫》期刊中寫道：「好像沒有幾個管家說得出關於廚子的事，更別指望他們說得出好幾週或好幾個月前吃了什麼東西。」

錯誤百出的情報線索和不可靠的記憶，讓梭普感覺像是某種「共謀」。他寫道：「有時候那些人似乎故意不肯說出他們知道的事。認識瑪麗的那群僕人從頭到尾沒有提供任何協助。」

看起來沒人願意幫助這個衛生工程師，尤其是曾經和瑪麗共事的僕人，他們同心協力在瑪麗周圍築起一道防護牆。為什麼要這樣保護她？是因為她受人喜愛嗎？是出於僕人之間的忠誠感？還是因為怕她？或是因為這個到處打探消息的傢伙一看就惹人厭？

到最後梭普完成調查訪問、整理筆記時，有了驚人的發現。他手上這份名單當中，幾乎每一戶家庭都發生過傷寒感染，只有一家例外。梭普後來對一群醫生說明：「這戶人家只有兩個上了年紀的老人和一名老僕人。」

除此之外，梭普發現傷寒侵襲的對象沒有階級之分，不論主人、家人或僕人都有得病的例子。梭普指出：「這些家庭全都家道殷實、生活優渥，每戶有四至五名成員、五至七名僕人。在感染傷寒的病例當中，有四名洗衣婦和兩名園丁，而這兩個在鄉間工作的園丁不曾離開爆發傷寒的地點。」

每一次的傷寒爆發都被歸咎於不同的原因：外來的訪客、新來的洗衣婦或男僕、受汙染的水或牛奶。

包含華倫一家在內，梭普統計共有二十二名受害者。其中一個家庭——也就是富有的曼哈頓律師詹姆斯．柯曼．德雷登家，在九人病倒沒有其他人手的情況下，瑪麗挺身而出，和主人並肩照顧病患。

後來梭普在《紐約醫學研究院學報》寫道：「德雷登先生告訴我，疫情結束後，他為了感謝瑪麗的援助，除了原本的薪水之外，還額外給了她五十美元酬金。」

為什麼德雷登先生沒有生病？梭普的說法是，由於德雷登先生早年曾經得過傷寒，所以已自然免疫。唯一沒有發病的那對老夫婦及其僕人應該也是同樣的情況。

不知道為什麼，瑪麗每次都能逃過劫難，而且總是在疫情爆發不久後離開那戶人家。梭普指出：「從來沒人懷疑過她。」

直到此刻。

梭普一路追蹤瑪麗，來到公園大道六百八十八號，在這棟門前有一道架高小臺階的老式連棟住宅中，瑪麗為沃特·包溫先生一家人掌廚。她在離開牡蠣灣數週之後開始為包溫家工作。

但是這個發現來得太遲了，傷寒已經感染包溫家二十出頭的女兒和一名洗衣婦。梭普寫道：「包溫家的獨生女命在旦夕。」

現在受害者的總數變成二十四人，包括即將成為第一起死亡病例的包溫家女兒。梭普表示：「這件事我責無旁貸。一旦時機不巧，瑪麗有可能引發傷寒大流行。」

梭普下定決心要和這名廚娘當面對質，他在沒有事先知會的情況下，直接走進包溫家的廚房找瑪麗談話。他相信，只要讓瑪麗知道她身上帶有傷寒病菌，她一定會願意接受醫療協助。

後來梭普寫道：「我儘量委婉圓滑，但我不得不告訴馬龍女士，我懷疑她導致其他人生病。」

我們不知道梭普確切的用語。或許他把話說得太直白了，因為後來他在《紐約醫學研究院學報》的文章中承認，他搞砸了這次談話，挑起了瑪麗的防衛心和怒意。梭普寫道：「我一出手就弄擰了。」

瑪麗是否聽過「細菌理論」或者「柯霍氏假說」和「健康帶原者」這些概念，我們不得而知。我們也不清楚她是否了解：那些肉眼看不見的微生物會使人生病。

梭普對瑪麗說的話，可能讓瑪麗感到十分荒謬——一個健康的人怎麼可能會害其他人生病？梭普的指控，必定嚴重打擊了瑪麗的自尊。瑪麗深以自己的工作為傲，她把廚房整理得一塵不染，自己也保持得乾乾淨淨。

瑪麗的反應出乎梭普的意料之外，她沒有像他一樣想要解決這件事，反而大發雷霆。瑪麗告訴梭普，她從來沒有得過傷寒，還幫忙照顧身邊的病患，協助他們對抗這種可怕的疾病。

梭普繼續試圖說服瑪麗。「我告訴她，如果她肯回答我的問題並且提供樣本，我保證如果有需要的話，她會得到良好的醫療照顧，而且不用花一毛錢。」

樣本？瑪麗一定問了梭普：什麼樣本？

梭普告訴她，他需要瑪麗的尿液、糞便和血液樣本。毫無疑問，這個要求讓瑪麗感覺完全超出常理，嚴重侵犯個人隱私，也帶有高度羞辱意味。

梭普忘了一句老話：廚房是廚師的地盤。他沒有注意到瑪麗臉上閃現的憤怒，當然更沒注意到桌上放著切肉餐叉。

但是瑪麗注意到了，她對著梭普破口大罵，接著一把抓起切肉餐叉向前猛戳。

梭普說：「顯然瑪麗不明白我是想要幫她。」

當然，梭普拔腿就跑。

6 比男人更男人的女人

喬治・梭普逃離了現場。

他衝出地下室，跑過聳立於包溫家正面的鐵門，一路跑到公園大道才停下腳步。

梭普敘述這起事件時，沒有提到瑪麗有沒有拿著切肉餐叉追殺出來，也沒有提到如果瑪麗追出來的話是追了多遠，但他確實提到：

「能夠逃脫實在太幸運了！」

梭普的個子並不高大。他比瑪麗小一歲，中等身材，體型瘦削。

對於逃跑一事，梭普無奈的解釋，瑪麗是個魁梧有力的女人：「她身高將近一百七，體格很好，要不是有點胖，甚至可以稱得上壯。她想必對自己的體能和耐力都很自豪。」

梭普還說瑪麗「身心處於巔峰狀態」，罵起人來髒話連篇。瑪麗的舉止嚇到了梭普，也使他對瑪麗的態度轉為強硬。在梭普的世界中，他認為得體或正派的女性絕不會像瑪麗這樣。

來自中上階級的多數人應該會贊同梭普的看法。當時普遍的社會價值觀認為，合乎標準的女性是「虔誠、純潔、顧家、順服」。瑪麗並不符合這個理想形象。她剛強有力，常發脾氣，會說髒話，甚至語出威脅。

經過這番交手，梭普的結論是——瑪麗．馬龍比較像個男人而非女人：「最與眾不同的就是她走路的樣子，反映出她獨特的性格，兩者互為表裡，內外呼應。熟悉瑪麗的人都說她不僅走路像男人，就連性格也很陽剛。」

瑪麗確實是個強悍的女人。她並非逆來順受，而是英勇堅強，無懼於挺身捍衛自己的權益，就算需要大戰一場也毫不畏縮。瑪麗十來歲的時候就孤身橫越大西洋，姑父姑母去世後，只剩她一個人在陌生的大城市打拚謀生。在她一路努力爬到廚師的位置之前，應該已經做過許多家庭粗活。

在一九〇七年，美國社會對於女性和婚姻有著嚴格的檢視標準，這套標準可以稱之為「中產階級的理想典型」：理想中的女性應該要結婚生子，做個賢妻良母，扮演家庭的基石；不該外出工作，而是留在家裡相夫教子。根據這套理念，社會的福祉甚至整個國家民族的命脈，全繫於女人身上。

然而，瑪麗的形象並不符合這套理念。

瑪麗沒有結婚，當時大多數在紐約生活的愛爾蘭移民女性也是如此。在愛爾蘭，和瑪麗同齡的女性超過一半未婚，年輕女孩和未婚女性都被鼓勵移民他國。廚師的工作是比其他家庭幫傭賺得多，但永遠不可能讓瑪麗賺到足夠的錢而躋身中產階級。

瑪麗需要這份工作，需要這份薪水。她絕不容許喬治・梭普擅闖她的工作場所，干擾她的生計。

梭普沒有考慮這麼多，或者就算他有考慮，也認為這些事情無足輕重。在他眼中，瑪麗是個不可理喻的女人。

身為工程師的梭普喜歡解決問題，他認為只要把事實攤在眼前，瑪麗就會了解並且全力配合。梭普寫道：「我原本預期對方會和我一樣，渴望尋求解答。」

瑪麗的反應讓梭普不知所措，他寫道：「我以為她會樂於知道真相。我想像她會和我合作，釐清關於她過往的一些謎團。我期待我們可以一起弄清楚整個來龍去脈，然後擬定適當的計畫，以免未來還有人因為和她接觸而被傳染。」

梭普想要拯救瑪麗脫離「帶原者」的狀態，想要教導她正確的衛生習慣，以保護那些她服務的家庭——梭普一心以為瑪麗一定會感激他出手相助。

但是，那把餐叉的尖刺表明了瑪麗並不這樣想。

空手而回的梭普說：「我從來沒有這麼絕望過。」

梭普或許感到絕望，但他並不打算放棄。他認為自己已經蒐集到足夠的數據，足以證明瑪麗正在散播致命的疾病。

可惜的是，在這個時間點關於瑪麗．馬龍造成她工作地點爆發傷寒的證據，都是間接證據（又稱為情況證據）。她工作的地方剛好都發生了傷寒，並不能證明就是她造成的，有可能只是巧合。即使瑪麗總是倖免於難沒被感染，或者她總是在傷寒爆發之後不久離職，這些都不能算是直接證據。

但是這些事實，以及她的行為表現，讓梭普認定瑪麗．馬龍「對公眾健康是一大威脅」。儘管只有間接證據，梭普並不因此而退卻。

梭普說：「事實上，我並不需要取得樣本來證明瑪麗是傷寒桿菌的病灶。我蒐集到的流行病學證據足以證明這一點。」

梭普錯了，他確實需要樣本。科學家和統計學家都知道，「相關性」並不代表「因果關係」。到目前為止，梭普只是確認了瑪麗每回都身處事發現場，但不表示兩者之間必然有因果關係。他需要拿到樣本，才能證明確實是瑪麗引發了傷寒。

但是梭普無權強迫瑪麗照著他的話做。衛生工程師沒這本事，只有紐約市衛生委員會有這種權力。

這一點不禁讓人感到疑惑：如果梭普肯定自己握有充足的證據，為什麼不立刻向衛生單位舉報瑪麗？

或許是因為必須有直接證據——例如瑪麗的檢體樣本——證明瑪麗和傷寒爆發有關，才能說服衛生官員採取行動。也或許是因為梭普想要獨占功勞，成為發現美國健康帶原者首例的第一人。

不論原因為何，梭普沒說我們永遠不會知道，總之他決定獨自行動。既然在包溫家的廚房沒辦法說服瑪麗，換個地點，或許她比較能聽得進去。

梭普再次像個偵探般展開追查，他這樣描述他的觀察結果：「我發現瑪麗在一天的工作結束以後，會固定前往位於第三大道往南、剛過第三十三街的一棟分租公寓。」

梭普沒有說明他是怎麼知道這件事的。很有可能當瑪麗走出公園大道的包溫家廚房時，梭普一路尾隨她，穿越三十九個街區來到那棟分租公寓。或許當瑪麗踏進公寓時，梭普就站在第三大道的高架鐵軌下方看著。

這件事更加深了梭普對瑪麗的懷疑。他在附近到處探聽，得知有個叫作奧古斯都・布萊霍夫的失業警察住在公寓頂樓，瑪麗常來探望布萊霍夫，帶晚餐給他吃，很可能是來自包溫家廚房的剩菜剩飯。

梭普對這件事很不以為然，他寫道：「她每天晚上都會去找一個看起來不怎麼體面的男人，這個男人蝸居在頂樓的出租房間，白天則流連於街角的酒館。」

趁著瑪麗去工作時，梭普和布萊霍夫搭上了線。或許梭普在酒館請這個男人喝了一兩杯，或許梭普耐心的等到布萊霍夫喝得醉醺醺，總之，梭普說動了瑪麗的這個朋友，答應帶他進屋。

梭普跟著布萊霍夫來到分租公寓的頂樓，布萊霍夫打開房門，眼前的景象讓梭普感到不堪入目。他寫道：「我可不想再看到這樣髒亂的房間。」

對於奧古斯都．布萊霍夫這個人，我們知道的不多。在一九〇三年到一九〇八年的紐約市電話簿中，他的職業登記為警察。根據人口普查紀錄，布萊霍夫出生於一八五六年的曼哈頓，也就是說，當梭普找上布萊霍夫的時候，他已經五十一歲了。

從梭普的敘述中，我們得知布萊霍夫似乎沒有正當工作，住在簡陋的房間，終日沉醉於酒鄉，僅有的朋友就是瑪麗．馬龍和一隻大型雜種犬。另外，梭普還提到：布萊霍夫有心臟病。

近年來歷史學者推測，儘管布萊霍夫有種種缺陷，瑪麗必定愛著他。她帶晚餐給他吃，疼愛他的狗，也不介意他白天泡在酒館無所事事且酗酒成性。

有些學者推斷瑪麗和布萊霍夫住在一起，不過梭普只提到瑪麗晚上會去找布萊霍夫。另外有些人猜測，瑪麗可能替布萊霍夫付房租，還給他喝酒的錢。

根據梭普的敘述，我們知道梭普看不慣瑪麗和布萊霍夫的來往，以及她對布萊霍夫那隻大狗的疼愛。

梭普沒有去推敲：為什麼瑪麗煮東西給布萊霍夫吃卻不會使他生病？可能布萊霍夫曾經在什麼時候得過傷寒又痊癒了，因此獲得免疫力，就像瑪麗的前雇主詹姆斯・柯曼・德雷登一樣。

梭普說服布萊霍夫讓他進屋去等瑪麗下班。我們不知道梭普說了什麼或做了什麼才打動布萊霍夫，有可能布萊霍夫已經喝到昏頭了，或者梭普塞錢給他，也有可能梭普沒有坦白說出他的意圖。不管怎麼樣，總之這兩個男人約好時間，梭普就離開了。

這一次，梭普發誓要比上次做得更好。他會對瑪麗更有耐心，選擇更妥當的說法，表達得更謹慎，儘可能圓滑因應。他會打好草稿，預先演練說詞。

梭普表示：「無論如何，我要確定瑪麗完全了解我的意思，了解我絕對不會傷害她。」

不過，這一次他不打算獨自面對瑪麗．馬龍，他要找個幫手。

7 強權干預

到了約定的時間，喬治．梭普站在布萊霍夫住處門外，身旁是他的一個朋友兼同事——伯特．胡伯樂醫師。兩人在昏暗的走廊等瑪麗下班回來。

此時布萊霍夫在哪裡？是不是醉倒在街角酒館？還是龜縮在房間裡不敢出門，心知肚明自己背叛了瑪麗？

終於，公寓大門發出嘎吱聲開了又關，階梯上響起瑪麗厚底鞋的敲擊聲。一整天下來站著工作超過十四小時的瑪麗一定累壞了。說不定她小小奢侈了一下，花錢搭出租馬車或買票坐高架火車回來。不過，更有可能的是她一路走過三十九個街區回家。

瑪麗踏上最後一段階梯，在頂端和兩位男士狹路相逢，她立刻認出了梭普。梭普承認：「瑪麗沒想到會見到我，非常生氣。」

就算梭普很緊張，他也不曾說出來。這一回，他按照擬好的草稿對瑪麗述說。

回憶當時的情況，梭普寫道：「我向她說明我們的疑慮，指出有必要進行檢驗，或許可以找出傳染物的來源。因為我們可以相當肯定的說，瑪麗正在製造傷寒傳染物。」梭普再次要求瑪麗提供尿液、糞便和血液樣本。

瑪麗咆哮怒罵，對這兩個男人說她從未得過傷寒，說她健康得不得了，沒有任何疾病徵兆或症狀，也從來沒有害任何人生病。

瑪麗越說越生氣，她無法容忍有人這樣指控她，她才不會給他們樣本。她告訴兩位不速之客：紐約市到處都有傷寒，梭普舉出的例子有可能是從任何地方或是被任何人感染，但絕不是她。

瑪麗說的有理。一九〇七年，紐約市衛生局公告了四千四百七十六例傷寒，其中七百四十例死亡。在這個傷寒猖獗的城市，憑什麼獨獨責怪瑪麗一人？

瑪麗堅持，自己不僅沒有散播傷寒，還幫忙照顧病患。她告訴梭普和胡伯樂，她曾在傷寒爆發時幫助前雇主和家人度過難關，所以雇主給了她獎金表示感謝。這不就是最好的證明嗎？

瑪麗或許不了解自己可能是個健康帶原者，或許不明白或無法接受這個科學事實：肉眼看不見、只能用顯微鏡看到的極微小生物會使人生病，而且就算你看起來健康，感覺也很健康，身上還是可能帶有病菌，並且會傳染給別人。

我們不知道為什麼瑪麗不信任科學和醫生。根據社會學的研究，一個人的信任感奠基於二十多歲時，一旦過了這個年紀，對人事物的信任程度不大會再改變。此外，根據社會學者的說法，你越是不信任他人，就越不會用客氣有禮的態度對待別人。或許瑪麗的人生經驗讓她學會了不要信任科學和醫生，也不可輕信權威人士。

儘管當時的醫生和科學家普遍接受了細菌理論，但仍然有一些人抱持反對看法。舉例來說，在一八四九年拿到醫學學位、成為美國首位女醫師的伊麗莎白·布萊克威爾就反對微生物致病的理論；她認為生病的原因是不道德的行為，而非偶然碰到了細菌。

另有些抱持傳統觀念的人認為，生病是因為碰到了瘴氣，這種有毒的惡臭霧狀氣體來自垃圾堆、汙物和下水道。換句話說，發出臭氣的東西都有可能致病。

其實瑪麗．馬龍和今日的許多美國人並沒有什麼不同。根據最近一項民意調查，高達百分之九十六的絕大多數美國人信任醫生，但是只有百分之三十六的人相信科學家或科學資訊。

百分之五十一的美國人表示「有一點」相信科學家和科學資訊，百分之六的人完全不相信科學家和科學事實。如果瑪麗現在還活著，有可能屬於那百分之六不信任科學的人——或者樂觀一點來說，屬於那百分之五十一「不完全」相信科學的人。

瑪麗也不信任喬治．梭普，或是負責監督紐約市衛生局的衛生委員會。衛生委員會的成員包括醫生、警察局局長和其他專家，有些成員由市長派任，有些由州長指定。

一世紀後的今天，多達百分之七十九的美國人不信任當地政府，也不信任政府機構，像是衛生局。

就算在今日，還是有人對疾病抱持古早流傳的看法，這些根深柢固的看法有時是錯誤的，例如：衣服穿太少其實並不會讓人感冒，腳弄溼了沒擦乾或是晚上開窗睡覺，也都不是感冒的原因，而是因為接觸到細菌或病毒才會感冒。「感冒要多吃，發燒要挨餓」這句諺語也只能當作參考；不論感冒或發燒，其實都應該均衡攝取足夠的營養，才能抵抗感染。

此外，維生素C並不能治療感冒（不過維生素C確實是一種重要的抗氧化劑，可以修復日常活動中耗損的細胞），大蒜和洋蔥也無法用來防堵、驅散或治療流感。要避免傳染病的感染與傳播，最好的辦法是具備正確的醫學知識，接受預防接種，採取適當的防治措施，並維持良好的衛生清潔習慣。

看到瑪麗在走廊上發火，梭普斷定沒辦法和這麼「情緒化」又「不明事理」的女人講道理，於是兩個男人撤退逃下樓，過程中瑪麗持續斥罵他們，對他們「連珠砲似的咒詛」。

梭普回憶道：「我和胡伯樂很慶幸能結束談話回到街上。我們一致同意，就算捲土重來也毫無指望。」

瑪麗從來沒有談過這起事件。我們只能想像當她進屋見到背叛她的布萊霍夫時，會是怎麼樣的一番光景。

喬治・梭普逃離那棟分租公寓的同時，比之前更加確信：瑪麗・馬龍是個不可理喻的女人。

儘管他不辭辛勞，再次向瑪麗解釋情況，說明她有責任保護其他人，還剖析了科學和人道兩方面的考量，但她太情緒化又失去理智，根本聽不進去。梭普的結論是：瑪麗完全不在乎科學和人命。

接下來的日子，瑪麗繼續待在包溫家掌廚。究竟又做了多久，我們並不知道，但是她沒被包溫家開除，不禁讓人產生一些疑問：包溫家知不知道梭普對瑪麗的懷疑？如果知道，為什麼要繼續雇用她？是不是因為包溫家喜歡瑪麗也信任她，不相信她是個健康帶原者、而且很可能就是感染他們家女兒的元凶？

後來有人（我們不知道是誰）告訴梭普：瑪麗準備辭掉在公園大

道的工作。

梭普緊張了起來。要是瑪麗辭職的話，就很難再找到她，甚至可能再也找不到。梭普認為不能放任瑪麗・馬龍這樣的女人四處亂走，他的心中浮現了瑪麗可能對紐約市造成的巨大危險。這無疑是一場與時間的競賽，許多生命受到威脅。

這個流行病鬥士匆忙趕往紐約市衛生局，會見了衛生委員會的兩名成員：衛生局局長湯瑪斯・達靈頓（Thomas Darlington）醫師，以及衛生局主任醫官赫曼・畢格斯（Hermann Biggs）醫師。

在密談當中，梭普描繪出一名廚娘在紐約市到處散播致命病菌的末日劇情，在這個活靈活現的故事中，抹滅了瑪麗的人性，把她描繪成危險的機器。梭普把瑪麗形容成「活生生的細菌培養皿」，說她「長期製造傷寒病菌」。

梭普後來說明：「我主張瑪麗・馬龍對社會大眾健康的嚴重威脅無庸置疑，根本不可能平心靜氣的跟她講道理。」

為了保護社會大眾免於這名致命廚娘的危害，梭普指出，衛生局必須拘禁瑪麗，檢驗其尿液、糞便和血液。

想到瑪麗驚人的脾氣和力氣，梭普警告畢格斯：「如果衛生局打算進行檢驗，必須做好強迫執行的準備，而且要動用強大的力量才有可能成功。」

梭普提出拘捕瑪麗的建議，引發了人權問題。

目前為止對瑪麗不利的證據，頂多只能算是間接證據。瑪麗看起來毫無任何病徵——事實上，以外表而言她相當健康。她沒犯罪，也沒違反任何法律，是個勤奮工作的守法公民。如果瑪麗不同意接受檢驗，紐約市政府是否有權拘禁她？是否有權強迫她接受檢驗？瑪麗的人權保障何在？

美國憲法的二十七項修正案明文保障公民的法定權利，其中於一七九一年一次通過的前十項修正案統稱為「權利法案」，旨在充分保障個人自由。

第四修正案保障個人的人身、住宅、文件和財產不受無理搜查和扣押的權利。權責單位如須進行搜查或扣押，必須提出「合理根據」，由法官確認原因正當後發出令狀，具體說明搜查地點和擬扣押的人或物。若非特例，否則主管機關不能在未經當事人同意的情況下，強迫其提供血液或其他樣本。

犯罪嫌疑人同樣有權受到公平待遇，進行正當司法審判程序，這項權利受到第五及第十四這兩項修正案的保障。第五修正案規定，無論何人「不經正當法律程序，不得被剝奪生命、自由及財產」。

第十四修正案的正當程序相關條款更進一步規定：「任何一州，均不得制定或實施限制合眾國公民享有的權利之法律。」也就是保障每一個公民均受到法律的平等保護。

但這不表示個人擁有至高無上的公民權和法定權利，尤其是涉及大眾健康的維護時。今日美國各州和地方可以在不違背聯邦法律的前提下，制定特殊的規定，要求醫療照護提供者向當地及州政府衛生部門通報特定傳染病，有時甚至必須通報位於喬治亞州亞特蘭大市的聯邦疾病控制與預防中心（簡稱CDC）。

需要通報的法定傳染病大約有一百種。大部分的人發現自己可能罹患傳染病時，通常會遵從醫生的指示。在極少數不遵從醫囑的例子中，衛生官員可強制要求受感染的患者到醫療院所接受檢驗及治療，但無論如何，衛生官員必須依法行事，尊重個人的法定權利；也就是說，衛生官員的行動必須合法，並且和法院及執法人員配合，公正對待那些罹患疾病的人。

但是在一九〇七年，監督紐約市衛生局的衛生委員會卻同時擁有「立法、司法、行政」三種權力，等於給予這群醫生為所欲為的權力：委員會有權制定法律，接著自己通過自己制定的法律，然後執行。此外，這個委員會是大眾健康法規的最高決策單位，不受任何人或機構的監管與審核。

許多年後畢格斯醫師承認，當時紐約市衛生委員會握有空前絕後的權力。他在國際研討會中告訴一群衛生官員：「我想，沒有任何衛生主管機關曾經像紐約市衛生委員會這樣，被授予如此不尋常、甚至可說是專制的權力。」

不管怎麼說，紐約市衛生局以前從未拘捕過外表看起來「健康無害」的人。

畢格斯仔細聆聽梭普的陳述。他同意瑪麗必須接受檢驗，以保護大眾的健康。畢格斯認為根據大紐約憲章，衛生局有權逮捕瑪麗。不僅如此，他甚至相信根據憲章的規定，衛生局有責任這樣做。大紐約憲章第一一六九條規定：

上述衛生委員會應負責協助執行，或在可行範圍內執行本州所有適用法律，於上述區域內保障人民生命安全，並維護、提升或保障人民健康；上述委員會得運用上述法律所授予之權限，履行此處所述之職責……衛生委員會應採行所有合理措施，查明本市內是否存在危及人民生命或健康之疾病或威脅，深入調查其原因，並設法避免。

儘管如此，畢格斯並不打算動武，而是希望儘可能以和平方式取得樣本。他判斷，由女人出面或許比較有機會打動瑪麗・馬龍。

畢格斯知道有位女性非常適合這項工作。

8 困獸之鬥

衛生局裡沒有半個人向喬瑟芬・貝克（Josephine Baker）提到瑪麗有多麼難對付。赫曼・畢格斯沒說，喬治・梭普沒說，連她的上司沃特・班索（Walter Bensel）醫師也沒說。他們對瑪麗暴躁的脾氣絕口不提。

個子嬌小的喬瑟芬・貝克醫師在自傳中寫道：「我後來才知道，梭普博士何以猜想瑪麗會製造麻煩。但事前我一點也不知情。」

一九〇七年三月十八日星期一，貝克醫師前往公園大道六百八十八號包溫宅邸，梭普就是在那裡第一次和瑪麗正面對質。貝克以為這只是例行工作，要去採集民眾的尿液、糞便和血液樣本。

當然，這項工作對貝克來說攙雜了私人情緒——她十六歲時父親罹患傷寒過世，病因是受汙染的水。對於傷寒的肆虐危害，貝克從自己和家人的遭遇感受到切身之痛。

這段傷慟經驗促使貝克放棄瓦薩學院的獎學金，進了醫學院，於一八九八年畢業於紐約醫務所女子醫學院。

包括貝克在內，一九〇七年紐約市只有少數幾位女醫師。貝克沒有自己開業，而是擔任衛生局的巡迴稽查員，深入下東城區的廉租公寓，接觸到許多赤貧的母親和孩子。

貝克家境優渥，卻將一生奉獻於改善窮人的健康狀況。她了解貧窮對健康造成的影響：窮人不像富人那樣可以獲得充分的營養、安全衛生的住宅和健康照護，因而增加罹患傳染病的風險。

一九〇七年，紐約市已經開始實施公共供水和下水道工程，並派人清掃街道及定期清運垃圾，另外還通過了廉租住房法案，以改善市民的生活環境；這項新法案要求出租公寓設置消防逃生梯，並提供理想的通風設施及自然採光。

這些重要措施減少了傳染病的發生，但是無法改變造成貧窮的原因。許多人依然生活在悲慘的環境中，尤其是在有超過八萬棟廉租公寓的下東城區，食指浩繁的移民家庭一家大小和寄宿者蝸居在狹隘的兩房或三房公寓裡。

擔任檢驗醫師的喬瑟芬．貝克親身見證了貧窮的危害。即使通過了新法案，廉租公寓依然人滿為患又髒亂不堪，這些貧窮的家庭吃不起營養的食物，更沒有錢就醫，有些家庭甚至三餐不繼。

貝克的主要工作是和這些移民家庭打交道，幫忙接生嬰兒和指導新手媽媽照顧孩子，並設法改善環境衛生。

這項工作非常辛苦，貝克回憶：「我爬上一道又一道階梯，敲過一扇又一扇的門，見到一個又一個酒鬼、邋遢的母親和垂死的嬰兒。那是我這一生做過最耗費心力的工作，日復一日盡是腰痠背痛、汗流浹背、噁心厭倦又洩氣沮喪，外加疼痛腫脹的雙腳。」

對於愛爾蘭移民，貝克抱有成見，說他們「毫無志氣」，「完全沒有上進的念頭，而且髒到難以置信」。因此當貝克在公園大道包溫家的廚房看到瑪麗．馬龍時，可能大為吃驚。瑪麗並不符合貝克對愛爾蘭移民的負面印象——站在貝克面前的這位女性看起來整齊清潔，身穿藍色棉布印花連身裙，嘴角線條堅毅剛直，頭髮在腦後緊緊盤成一個髻。貝克形容瑪麗是個「自尊自重」的女性。

瑪麗的外表或許讓貝克信心大增，她儘可能用最圓融的方式告訴瑪麗，她是來採集瑪麗的尿液、糞便和血液樣本。

瑪麗收緊下巴，簡短回答「不要」，然後回頭繼續工作。

後來貝克寫道：「她斷然拒絕，絲毫不留爭辯與勸說餘地。」

貝克很快對瑪麗下了這樣的結論：「很顯然這又是對醫師及醫師的一切作為展現盲目恐慌與不信任的例子，這在教育程度低下的民眾當中很常見。」不過貝克接著補充：「其實，教育程度較高的民眾心態也是如此。」

貝克後來寫道，當她空著手離開瑪麗的廚房時，感覺十分挫敗，很害怕打電話向上司班索醫師回報。

貝克或許自覺是個失敗者，但在其他人眼中，她意志堅強、聰穎過人且足智多謀。很有可能她已下定決心奮戰到底，因為這個嬌小的女人不會輕易打退堂鼓——朋友都叫她「喬醫師」，她總是穿著男性化的西裝和襯衫，戴上硬領和領帶，男同事才不會因為她是女人而忽視或瞧不起她。

十年前貝克剛從醫學院畢業不久，曾經狠狠打倒一名醉漢，這名醉漢往懷孕的妻子身上潑沸水。

貝克說：「我握緊拳頭揮出去，時機抓得恰恰好……他晃了一下往後倒，跌跌撞撞滾下階梯，滾到相當長的階梯底部時發出砰的一聲。」

貝克不確定那名醉漢是不是死了，她也不在乎。她寫道：「那個男的擋在路中間，而且坦白說他根本不配活著。我只不過是用了最現成的方法擺脫他，並不感到抱歉。」

不過貝克又補充說明：「我也並不得意——這只是這項特別的工

作必須應付的一部分麻煩。」

躺在階梯底部的那個醉漢沒死，只是昏了過去。貝克離開時從他身上跨過，他剛好醒過來咒罵了幾句。

貝克忐忑不安的打了電話向上司報告瑪麗．馬龍的事，靜待下一步指示。

稍後在那天晚上班索打電話給貝克，要她第二天早上七點三十分整在公園大道和第六十七街交叉口等待，會有一輛救護車和三名警察跟她會合。

貝克說：「我們受命進屋去採集樣本，如果瑪麗拒絕，就把她帶到威拉德帕克醫院，必要時會動用警力。」

貝克沒想到的是，瑪麗和她有著同樣堅強的意志，同樣不會輕易屈服妥協。

那天晚上下了點雪。第二天是三月十九日，貝克一早就遵照班索的指示，和三名警察在覆雪的街角等待。不久，一輛救護用馬車停在他們面前。

貝克派一個警察守在街角，另一個警察守在包溫家正門，第三個警察陪她從僕人用的後門進去。她估計這樣應該可以封鎖所有可能的逃脫路線。

在警察的護衛之下，貝克走向廚房敲門。讓她吃驚的是，瑪麗已經發現她的到來，並且拿起武器，「手持一把長長的餐叉，就像拿著一把劍」，隨即一個猛撲刺向貝克。

毫無戒心的貝克（看來梭普並沒有警告貝克要提防餐叉的攻擊）

往後一縮，倒在警察身上。

這時換成瑪麗飛快退卻，從另一頭衝出廚房。

貝克和警察掙扎著站直腳，但為時已晚。貝克寫道：「等我們趕上去，瑪麗已經消失了……完全無影無蹤。」

貝克和三個警察幾乎把整棟房子翻了個底朝天，卻怎麼也找不到瑪麗。他們質問女僕，女僕都說沒看見瑪麗。

搜索工作移到後院，貝克在雪地中發現了腳印。她跟著腳印來到一道高聳的圍籬，有張椅子靠在圍籬邊，圍籬頂端的雪被擦掉了。顯然有人越過了圍籬。

警察搜索了隔壁那棟房子，沒找到瑪麗的蹤跡。其他僕人被抓來問話，沒人承認看到瑪麗，也沒人知道瑪麗可能的下落。

貝克說：「我們徹底失敗了。」

她打電話向上司報告瑪麗脫逃的壞消息。

班索醫師沒興趣聽她解釋，他只告訴貝克：「你得拿回樣本，不然就把瑪麗帶到醫院。」然後掛斷電話。

貝克多徵召了兩個警察幫忙，一群人又搜索了兩個小時。她說：「我們搜遍了這兩棟房子的每一個櫃子和每一個角落。」

灰心喪氣的貝克決定收兵撤退。她一面走出門外步下臺階，一面擔心該怎麼面對上司。

貝克和警察站在人行道上，一個警察輕拍她的手臂，指向前門臺階下方的一扇門，門前堆放著幾個垃圾桶，門縫中夾著一小片藍色的印花棉布，正是瑪麗身上那件連身裙的布料。

大喜過望的貝克領悟到，是女僕幫忙窩藏了瑪麗。她很敬佩僕人們齊心協力的精神，可稱之為「階級團結的表現」。雖然這造成了她的困擾，但是貝克說她「欣賞這種忠誠」。

貝克和幾名警察一起搬開垃圾桶，撬開了門。貝克描寫當時的情況：「瑪麗從裡面出來，又打又罵，而且不管是用拳頭或舌頭攻擊，都同樣力道驚人而準確。」

貝克再次試著勸說瑪麗：「我儘可能和她講道理。」但勸說無效，瑪麗仍深信衛生局在迫害她，而她既沒做錯事，也從沒得過傷寒。貝克寫道：「她徹底發狂。我沒有別的辦法，只能把她帶回去。」

於是貝克就這樣做了。她命令警察把瑪麗架上救護車。

瑪麗拚死抵抗，又踢又叫又罵，出動了四個警察才把她抬上車。貝克跟著爬上車，為了防止瑪麗逃跑，這個小個子醫師一屁股坐在瑪麗胸口，把她壓制在救護車地板上。

儘管今日醫護人員都受過醫學倫理養成訓練，避免在言談中物化患者，貝克卻寫下了這樣的句子：「感覺像是和一頭憤怒的獅子被關在同一個籠子裡。」

後來貝克對記者說：「我所賺過最辛苦的錢，就是在衛生局領一百美元的月薪，然後被派去找瑪麗・馬龍。」

9 咎由自取？

瑪麗這次遇上了對手。

她在救護車裡又踢又叫又罵，驚恐又憤怒，拉車的馬在市區一路飛馳，奔向威拉德帕克醫院。這間隔離檢疫醫院位於下東城區東十六街的東河沿岸。

瑪麗被單獨關在一間設在外面的隔離病房，房裡所有東西都是白色的：白色的牆、白色的天花板、白色的日光燈、白色的地板、白色的床和白色的小水槽。

小隔間裡設有白色的馬桶，瑪麗在別無選擇的情況下一定得使用這個馬桶。

瑪麗穿著白色的浴袍。她不得不穿，因為醫院看護沒收了她的衣服，好像她是個被收押的犯人。瑪麗也不能打電話或寫信和任何人聯絡，連布萊霍夫也不行。

對於像瑪麗這樣極端獨立自主也一直自立自強的女性來說，被關進醫院是莫大的侮辱。

威拉德帕克醫院是一間教學醫院，醫學院學生在此研究各種重大傳染病，像是痲疹、天花、霍亂、斑疹傷寒、黃熱病、結核病和傷寒。院裡的病人當然都是罹患這些疾病的人，多半來自紐約市最貧困的廉租公寓區。

瑪麗沒有犯罪，卻被警察強行逮捕關了進來，周圍都是病人，又不准與外界聯繫，還要被迫接受醫學檢驗。

她不知道醫院打算把她關多久，毫無疑問必然十分害怕。

根據梭普的解釋，拘禁瑪麗是必要的手段，因為紐約市衛生局認為她「危險而不可信賴，可能會趁機逃跑」。

貝克對瑪麗也不抱憐憫之情，她說：「如果瑪麗願意配合，讓我順利拿到樣本，可能一輩子都不會被關。是她自己惡劣的行徑導致不幸的命運。」

等到瑪麗再也忍耐不住用了廁所，看護採集了她的尿液和糞便樣本，送到衛生局的檢驗室。瑪麗的血液樣本也在沒有法院命令、未經本人同意的情況下被採集。

瑪麗的樣本被送到檢驗室由細菌學家分析，尋找傷寒桿菌。

喬治・梭普和衛生主管機關無不期盼著檢驗結果出爐。

細菌學家在實驗室分離出瑪麗檢體中的細菌，然後加以培養，也就是在培養皿中讓細菌增生，再把細菌夾在玻璃片中，放在顯微鏡下觀察，尋找傷寒桿菌。

人類的腸道是個複雜的微生物生態系統。大腸的職責是擠出我們吃喝的食物當中存有的每一丁點液體、鹽分和養分，剩餘的殘渣就成為糞便排出體外。

為了完成職責，大腸裡面布滿數十億個微生物，這些有益的細菌幫助身體消化我們吃喝的食物。人類糞便成分中有四分之三是水、四分之一是固體；而健康成人的糞便固體成分中，有十分之三是那些幫助消化後死掉的細菌。

尿液則是由腎臟製造後進入膀胱貯藏，百分之九十五為水；在健康的膀胱中，尿液是無菌的。

細菌學家在瑪麗的尿液樣本中沒有發現細菌，但是從糞便樣本分離培養出純化的傷寒桿菌。這表示這種致命的病菌很有可能寄生於瑪麗的膽囊。

細菌學家把檢驗報告交給細菌檢驗實驗室主任威廉．哈洛克．派克（William Hallock Park）醫師。

派克讀了報告，打電話告知梭普這個消息。儘管瑪麗．馬龍有著紅潤的雙頰、整齊健康的牙齒、炯炯有神的藍眼睛和白皙的皮膚，看起來非常健康，但她卻是傷寒帶原者。

這項發現使梭普欣喜若狂，印證了他之前的猜想，「那個廚娘確實是活生生的細菌培養皿。」

儘管瑪麗否認曾經得過傷寒，檢驗結果證實了她曾經在某個時候罹患這種疾病。

瑪麗是在說謊嗎？不見得。可能她得病的時候年紀很小，所以不記得，或是症狀太輕微，被誤以為是流感。或許包括瑪麗在內沒有一個人發現，她得到可怕而致命的傷寒。

不可否認的是，這是一種非常特殊的情況。當我們生病時，體內的免疫系統和細菌展開一場大戰；以傷寒來說，在百分之九十七的病例中，要嘛是傷寒桿菌戰勝、病患死亡；要嘛是免疫系統戰勝、傷寒桿菌死亡。

在少數大約百分之三的病例中，病患痊癒後，體內持續帶有致命病菌，時間可能長達數月之久。

在極少數、大約百分之一或更少的病例中，病菌和免疫系統大戰的結果是平手，沒輸沒贏。患者是康復了，但終生帶有傷寒桿菌。

在這樣的例子中，傷寒桿菌持續存活於患者的膽囊。除了一開始發病的階段，之後患者並未出現任何症狀，他們在各方面仍然正常生活，半點也沒意識到自己和正在發病的人一樣帶有病菌，更沒想到自己正在散播病菌、使人生病。

瑪麗的情況就是這樣，但是她的例子更加特殊，因為瑪麗的免疫系統似乎運作得太好，以至於連一開始都沒人發現她生病，甚至她本人也沒發現。

對喬治・梭普來說，發現瑪麗的案例不啻是個重大突破，他說：

「根據我的判斷，這顯然是一起長期散布傷寒病菌的案例，德文稱為『*Typhusbazillenträgerin*』。」

終於完成檢驗。梭普希望現在瑪麗會好好聽他說話，聽他闡述他的偉大構想。

梭普走進瑪麗的病房，對她說：「瑪麗，我特地來找你商量，看看有沒有辦法放你出去。」

根據報紙報導，此時瑪麗已經被關在威拉德帕克醫院好幾天。梭普像在教訓不聽從父母的孩子那樣警告瑪麗：她的表現將決定她會在醫院待多久。梭普說：「之前我請你幫忙，你拒絕了。換其他人去找你，你還是拒絕。」

梭普和貝克醫師一樣，認為瑪麗被拘禁是咎由自取。「如果你不那麼固執，就不會落到今天這步田地。我勸你拋開那些偏激的想法，理性一點。」

梭普說話時，注意到瑪麗瞪著他。到現在瑪麗已經有很多時間可以思考這件事。梭普來找她，用這種態度對她說話，對瑪麗來說並不是什麼值得開心的事。

不知道瑪麗越來越高漲的怒氣有沒有讓梭普感到不自在，或許梭普覺得自己很安全，因為醫院的看護就在旁邊，瑪麗手上也沒有切肉餐叉。他試圖安撫瑪麗，對她說：「沒人想要傷害你。」

但是不管梭普好說歹說，就是沒辦法贏得瑪麗的信任——為什麼她要相信這個男人？如果沒人想要傷害她，為什麼她會被綁架（這是瑪麗後來在一封親筆信中的用語）？為什麼她得被關在醫院裡，喪失自由和尊嚴？

梭普一心以為有希望說服瑪麗，於是開始發表另一套精心排練的說詞：「你說你從來沒有害別人得到傷寒，但是我知道有。沒有人認為你是故意的，但結果就是這樣——很多人生病了，而且病得很重，有些人死了。你拒絕提供樣本幫助我們釐清真相，才會被帶到這裡。最後我們還是採到了樣本，檢驗結果證明我是對的。現在你一定已經了解自己錯得多麼離譜，難道不是嗎？」

接著，梭普更進一步強調：「我來告訴你是怎麼回事。你上廁所的時候，身體裡面的傷寒桿菌沾到手指上，等到你煮飯時，病菌又沾上了食物。吃下這些食物的人同時吞下了病菌，然後就生病了。如果你上完廁所和煮飯前把手洗乾淨，可能就不會出問題。顯然你沒有讓雙手保持乾淨。」

梭普這番話無異於在傷口上撒鹽，指責瑪麗的衛生習慣不好，沒有仔細洗手。

梭普發現，在他解釋病菌如何在瑪麗的膽囊裡孳生的同時，瑪麗的怒氣正不斷升高。為了讓瑪麗安心，梭普告訴瑪麗，醫生可以治好她的病。只要她明理一點，照他的話做，他可以想辦法清除她體內的病菌，讓她煥然一新。

梭普對瑪麗說：「要除掉細菌，最好的辦法就是切除膽囊。膽囊就和盲腸一樣，就算切掉也不會對你的健康造成任何影響。很多人沒有膽囊照樣活得好好的。」

這是真的。我們的膽囊是個大約七到九公分長的梨形器官，位於右上腹、肝臟的後方，主要功能是儲存肝臟分泌的膽汁。我們吃了東西以後，膽汁會被送到小腸，幫助消化分解食物中的油脂。雖然這項功能非常重要，但是沒有膽囊並無大礙，身體會自行調整適應，把多餘的膽汁儲存在膽管裡。

然而瑪麗被這番話嚇壞了。她終於明白，衛生局真正的意圖是要在她身上動刀，切掉她的膽囊。後來瑪麗吐露她的恐懼，認為衛生局嫌她礙事，想要除掉她。

瑪麗的恐懼其來有自。在愛爾蘭的歷史和民間傳說中都有關於盜墓和謀殺的故事，竊賊把屍體賣給醫生解剖研究。最有名的兩個連環殺手是威廉．布克和威廉．海爾；一八二八年，這兩個來自愛爾蘭的移民在蘇格蘭殺了人，把屍體賣給愛丁堡醫學院。其中威廉．布克就出生於瑪麗的故鄉蒂龍郡。瑪麗一定聽過這些故事。

梭普說話時，瑪麗始終沉默不語，平靜以對，激勵了梭普繼續往下說：「如果你肯回答我的問題，我會盡一切可能把你弄出去。」梭普信誓旦旦。

接著梭普道出幫助瑪麗的動機：「我要做的事超出你的想像。我打算寫一本書描述你這個案例。我一定會小心隱藏你的身分，不會提到你的真實姓名。我保證你將得到所有好處。」

多年後，梭普解釋了他的動機：「傷寒帶原者的相關資訊可以幫助很多人，對瑪麗也沒有壞處，說不定還能藉這個機會釐清她的病情。事實上，沒人指責她是故意的，如果可能的話，我會盡一切努力讓她不再散播疾病。」

梭普沒有提到瑪麗的合作會使他的名聲水漲船高；身為美國健康帶原者的第一個發現者，他將名垂青史。

瑪麗站起身，拉緊身上的白色浴袍。這個動作是不是讓梭普信心大增？瑪麗是不是準備要和他握手表示成交？

然而瑪麗不發一語的走過房間，打開廁所的門，走了進去，然後砰的一聲關上門。

她的意思再清楚不過。梭普說：「顯然瑪麗不想和我談，我也沒必要等下去。」

第三回合交手，衛生工程師梭普再次敗給廚娘瑪麗。

10 汙名遠播

四月二日，就在瑪麗被捕大約兩週後，《紐約美國人報》刊出了相關報導。

沒人知道是誰向媒體洩漏了瑪麗的事，報上只提到消息來源是「衛生委員會的一位知名成員」。

在街上叫賣報紙的報童必定大聲喊著標題〈人形傷寒菌〉，想必吸引了不少喜愛驚悚故事的讀者。

《紐約美國人報》的發行人是知名百萬富豪威廉・藍道夫・赫茲

（William Randolph Hearst），他比任何人都了解報紙銷售之道。

一九〇七年，這份受歡迎的早報每日發行三十萬份，僅次於約瑟夫・普立茲經營的《紐約世界報》，發行量為三十一萬三千份。

兩位報業鉅子都發現，新聞報導越煽情、越聳動、越駭人聽聞，就能賣出越多報紙。

這種日益盛行的新聞報導方式在一八九〇年代開始被稱為「黃色新聞」，這個名號不脛而走，用來指稱誇大失真、刻意渲染甚至竄改事實的報導方式。

今日「黃色新聞」一詞仍被用來指稱煽情聳動、違反新聞倫理或道德的新聞，這種報導常出現於某些廣為流傳的小報和網路刊物，風格迴異於聲譽卓著的報刊。

《紐約美國人報》搶先報導了愛爾蘭廚娘被衛生局拘禁的消息，

報導內容和喬治・梭普一樣物化了瑪麗，貶低她的人性，稱她為「傷寒菌人」、「人體培養皿」、「人類傷寒工廠」和「人類傳染體」，把她描繪為恐怖的傷寒製造機。

報導中還寫道：「她整個人就是貨真價實的傷寒桿菌大本營，體內有數以百萬的病菌，內外科醫師試圖除去這些危害人類的微生物敵人，卻徒勞無功。」

記者試圖向醫院打探這個廚娘的名字，但主管人員不肯透露。他們給她取了個化名「瑪麗・愛佛生」，宣稱這位愛爾蘭女性被收容在表維醫院，而不是威拉德帕克醫院。

在報導中記者誇大了瑪麗的情況，稱她為「囚犯」而不是病患，強調「這個案例受到重重保護避免曝光，伴隨著重重疑雲，前所未見」，還說有看護負責警戒瑪麗，因為「她屢次企圖逃跑」。

今日美國聯邦法律明文規範，充分保障病患的醫療隱私權，其中最為人所熟知的，就是健康保險隱私及責任法案，簡稱為「HIPAA隱私規則」。

HIPAA隱私規則保護絕大部分的健康紀錄隱私。舉例來說，未經患者同意，衛生官員不得揭露成人的個人醫療資訊，甚至連家庭成員也不得透露。兒童的隱私權也受到特殊保障，不過各州規定不一。儘管如此，該法案確實允許健康服務提供者（例如醫生）向政府衛生主管機關揭露必須通報的疾病。

在一九〇七年並沒有法律保障瑪麗的隱私權及健康紀錄，因而帶出一個問題：為什麼衛生官員要保密？紐約市衛生局是在保護瑪麗・

馬龍嗎？或者是為了保護他們自己？

在某篇報紙報導中，衛生局的沃特・班索醫師解釋了為什麼有必要隔離瑪麗：「這個女人對公眾健康造成極大威脅，很可能危害全體民眾。她走到哪裡，哪裡就會爆發傷寒；她本人或許毫無所覺，卻已在許多家庭散播病菌。」

報紙提到瑪麗「造成雇主家共三十八人感染傷寒」，並把發現這名致命廚娘的功勞歸於喬治・梭普。事實上，梭普算出來的總數是二十四人，包括包溫家去世的女兒。

紐約市衛生局拘禁瑪麗的同時，傷寒正在美國全境肆虐，光是一九〇七年就造成兩萬八千九百七十一人死亡。

許多美國人認為，政府有責任保護人民不受傷寒這類傳染病的危害，即使代價是某些人因而喪失自由，像是瑪麗・馬龍的例子。

隔離病患的措施由來已久，甚至可追溯到數千年前，例如舊約聖經利未記第十三章第一到四十六節，就清楚規範了皮膚病以及痲瘋病患者的處置與隔離方式。痲瘋病又名韓森氏病，是一種細菌感染，會造成皮膚潰瘍和神經損傷，以及隨時間加劇的肌肉無力現象。目前痲瘋病非常罕見，一有病例出現，必須立刻通報衛生主管機關，但通常不需隔離，只要使用抗生素即可有效治療。

抗生素的發現和免疫學的進展，在極大程度上，使得過去曾經讓人聞之色變的許多重大傳染病今日不再需要隔離，專門的隔離醫院也成為歷史。不過在某些情況下，有些特定疾病可能需要特殊照護，甚至需要隔離。根據聯邦疾病控制與預防中心（CDC）的規定，必須強制隔離的疾病包括霍亂、白喉、開放性肺結核、鼠疫、天花、嚴重急性呼吸道症候群（SARS），以及病毒出血熱，如黃熱病和伊波拉病毒等。

現今人民普遍認為，政府有責任保護人民、避免傳染病散播。公共衛生相關法律規定，特定的傳染病必須通報，患者必須強制治療，必要時還得隔離。衛生官員一方面竭力尊重患者的自主權、自由及隱私；另一方面，如果公眾健康和安全受到威脅，那麼這些權利可能必須讓步或犧牲。

正如同今日許多人擔憂細菌到處散播，和瑪麗同時代的人也是如此。雖然當時有越來越多學者接受細菌理論，但許多人並不了解細菌的傳播方式，也沒有「細菌感染不分對象」的認知。有些人不願意相信醫學科學，反而在無知或恐懼的推動下，堅持完全錯誤的舊觀念，例如：許多中上階級的人認為病菌都是下層階級在散播。

一八九七年，暢銷家庭衛生書作者蒲朗基太太提出警告：「微風吹起細菌到處散播，不管碰到的對象是家財萬貫還是一貧如洗……」

雇主們擔心自家僕人會像「瑪麗．愛佛生」這個廚娘一樣，把病菌帶入家中。

然而，衛生局官員對於如何處置瑪麗還是很頭大。大紐約憲章條款寫於一八九七年，當時衛生官員還沒有「健康帶原者」的概念。第一一七〇款規定：

上述委員會可將患有任何可能傳染、感染或引發疫情之疾病的任何人，轉移至衛生主管機關指定之適當場所，並應全權控制指揮醫療院所治療此類病患。

在大紐約憲章中只提到明顯生病的人，但是瑪麗並沒有生病。看到瑪麗的人，沒有一個會說她患有「可能傳染、感染或引發疫情之疾病」，每個人都看得出她有多麼健康。

衛生局從未隔離過健康的人。像瑪麗這樣，本身健康但**似乎**會造成別人生病的人，衛生局是否有權加以隔離？

衛生局官員告訴《紐約美國人報》的記者，他們正在請教最資深的律師應該怎麼做。

我們不確定衛生局是否尋求了法律諮詢，也不確定他們是否遵循諮詢之後的建議措施。沒有相關紀錄可以證明他們這樣做了。

但我們可以確定的是：就在《紐約美國人報》報導這則消息不久

之後，衛生局官員迅速的悄悄做出回應。

在沒有律師辯護、也沒有聽證會或陪審團審判的情況下，瑪麗．馬龍被轉送至河濱醫院，這是一處絕無可能脫逃的隔離機構。

河濱醫院設於北兄弟島，這座島嶼占地五萬兩千多平方公尺，位於東河介於布朗克斯和皇后區之間的區段，離岸邊最近處只有數百公尺，但水流十分強勁，別說是游泳，甚至連小船都沒辦法航行。

衛生局官員希望，瑪麗在這個地方能學會顧好自己身上的病菌，不再傳染給其他人。

11 囚禁孤島

在曼哈頓東十六街，醫院看護陪著瑪麗登上一艘特別為病患準備的汽船，沿東河向北航行。抵達北兄弟島時，瑪麗驚恐又憤怒，比以往更強烈的抵抗。

這座島過去是一塊無人居住的荒地，多年來紐約市政府逐步填平了沼澤沙地，還建造了堅固的防波堤，使得原本四萬平方公尺的面積拓展到超過五萬。

一八八五年，河濱醫院從布萊克維爾島（今日的羅斯福島）搬遷至北兄弟島，使這座島成為臨時的治療與隔離檢疫中心，收容痲疹、天花、結核病、猩紅熱、斑疹傷寒（和傷寒是不同的疾病）等病患。這些病患多半來自紐約市的廉租公寓區。

一八九七年，一個名叫雅各・里斯的警政記者撰文形容北兄弟島有著「庭園風光」：「曾經是一片荒蕪的所在，如今綠樹成蔭，寬闊的草坪上有平整的蜿蜒步道，高低錯落的樹木花朵參差扶疏，還有巍峨堂皇的建築物和醫院病房。」但是里斯也說了：「很難說會有人嚮往住在那裡。」

瑪麗和其他病患隔離，單獨住在河岸的一間小木屋裡，小屋有客廳、廚房和浴室，還有瓦斯、室內廁所和電力等現代設施，還有一隻小獵狐㹴犬和她作伴。瑪麗的身分被保密，衛生局的報告中稱她為「曾任廚師的一名女性」。

從小屋的窗戶可以看到渡輪在河上滑過，還可以看到遠處布朗克斯區河岸的天然氣儲槽，晚上可以聽到河水輕拍岸邊的岩石。

瑪麗抵達北兄弟島時，被捕以及隔離對她造成的心理壓力已經開始產生負面影響。

瑪麗後來投書《紐約美國人報》，寫道：「我剛到這裡的時候非常焦慮不安，幾乎要被不幸和苦難打倒。我的眼睛不時抽搐，左眼皮完全無法動彈。」

但這封信始終未被刊登。

長達六個月期間，瑪麗無法闔上左眼皮。

根據瑪麗的說法，儘管有一名眼科醫生定期幫其他病患看診，但沒有任何醫生來幫她檢查。

瑪麗眼睛抽搐的原因可能是疲勞或壓力，甚至可能是後來自行消失的良性腫瘤。至於無法闔上眼皮，可能是因為潛在的疾病或心理因素，甚或是對藥物的反應。

瑪麗要求院方提供眼罩，但沒獲得回應。白天時她用一隻手圈住眼睛遮擋，夜晚則是在頭上綁一條繃帶，使眼睛閉上。

後來瑪麗的眼睛終於好轉，在那封寫給《紐約美國人報》的信中，她說：「無論如何，我的眼睛變好了，感謝全能的上帝。」

原本瑪麗還想說些什麼，但她顯然改變了心意，刪去後面寫著的「我不感謝」，結束了這個句子。

看護每週採集瑪麗的尿液、糞便和血液樣本兩三次，檢驗結果有時是陽性，有時是陰性。這表示瑪麗是間歇性的傷寒帶原者。

衛生局在瑪麗身上使用實驗性藥物，醫生讓她服用烏洛托品，這是一種由甲醛和氨結合製成的藥物。

瑪麗說：「我總共吃了大概三個月的烏洛托品。再繼續吃下去，我一定會沒命，因為藥效非常強。只要是對藥物有點認識的人都知道，這種藥其實是用來治腎臟病的。」

烏洛托品無法消除膽囊中的傷寒病菌。這種藥是用來消除傷寒康復者尿液中的病菌，而不是用在瑪麗這種情況。

另一個醫生開了藥片給瑪麗吃（她沒提到是哪種藥），還有一種稱為「抗自體中毒」的鹽類混合藥劑和啤酒酵母。醫生認定這些藥物和療法可以殺死瑪麗胃腸道中的病菌。有個醫生宣稱抗自體中毒的藥物「經證實有效」，還說「搭配洗腸可達到最佳治療效果」。可事實並非如此。

這類醫學試驗充滿危險，就連梭普也承認這一點：「可以殺死病菌的東西，顯然也會殺死病灶所在的個體。」

但是在梭普眼中，傷寒疫情必須不惜代價全力防治，他告訴《紐約時報》記者：「一定要徹底撲滅傷寒帶原者帶來的威脅。在完全撲滅之前，傷寒將會一直跟著我們。」

衛生局官員使瑪麗非常不安，因為醫生們似乎無法達成共識、確認問題出在哪裡，以及應該怎樣治療她。

瑪麗在信中承認：「我有點害怕那些人，這是有原因的。我剛到的時候，他們說那些細菌在我的腸道裡，後來又有人說是在腸子的肌肉裡，最近他們又把腦筋動到我的膽囊。」

就瑪麗看來，她的恐懼似乎成真了：衛生局隔離拘禁她是為了進行醫學研究。

一九〇七年的夏天過去了，到了九月，瑪麗滿三十八歲。耶誕節來了又走，然後是新年，時序進入一九〇八年。每週有兩天，醫院准許訪客探視，但冬季期間渡輪停駛。

根據記者的描述，護士和其他看護人員都避著瑪麗，瑪麗過著完全孤獨的生活。《紐約美國人報》報導：「門房一天三次送食物到她門前，緊接著像逃難似的遠離。」

另一家報紙《紐約之聲》報導：「他們不怕痲瘋、天花、猩紅熱和其他多種疾病，但是他們躲著這個傷寒病菌散播者，不管瑪麗走到哪兒都形單影隻。」

報導並不完全正確。瑪麗已經交到一個好朋友——二十三歲的註冊護士愛德蓮・珍・歐夫斯賓，經常有人看到這兩個女人並肩在島上散步。歐夫斯賓後來提到瑪麗獲准會見訪客。

瑪麗想辦法讓自己有事可做、保持忙碌，她告訴《紐約世界報》的記者：「我常幫忙照顧島上其他病患，那些病得很重的孩子常常乏人照顧。」

當然了，她還有那隻小狗作伴。

瑪麗持續試圖說服院方釋放她，一九〇九年，她投書《紐約美國人報》，在信中寫道：「我這輩子從沒得過傷寒，一直都很健康。為什麼我會像個痲瘋病人那樣被驅逐流放，被孤獨的拘禁在小島上，只有一隻狗作伴？」

十個月後，院方考慮釋放瑪麗。住院醫師問她，如果出院會住在哪裡，「當然我回答是紐約」，瑪麗這樣寫道。畢竟她從愛爾蘭移居到美國的二十四年以來，紐約市一直是她的家。

但是紐約市衛生局官員不想承擔這個責任。瑪麗說：「結果，讓我重獲自由的這件事被迫喊停。」

督導護士得知原委，建議瑪麗寫信給衛生局官員，說她出院之後會搬到康乃迪克州和妹妹一起住，這樣一來她就歸康乃迪克州管轄，不關紐約的事了。

但是瑪麗不肯說謊，她對那個護士說：「嘿，我沒有妹妹住在康乃迪克或任何一州。」後來那個護士形容瑪麗「無可救藥」。

瑪麗沒有說過她為什麼不考慮返回愛爾蘭。或許她付不起旅費，或許她已經沒有家人留在愛爾蘭，也或許她有不得不離開家鄉而且永不回頭的理由。

更有可能的是，身為已歸化的美國公民，瑪麗知道自己有權留在美國。她決心奮戰到底，洗刷汙名。

瑪麗告訴《紐約世界報》記者：「有人告訴我，只要向衛生局提出申請，答應離開美國並且隱姓埋名，就可以恢復自由。但是我不願意這樣做。如果不能還我清白，我寧願死在這裡。」

一年過去了，瑪麗始終堅持爭取自由。

一九〇八年七月，她設法把尿液和糞便樣本送到曼哈頓一間私人實驗室進行檢驗，負責跑腿的是她的朋友奧古斯都·布萊霍夫。

布萊霍夫在探訪日搭渡輪過河，在碼頭按規定穿上防護衣和高筒橡膠套鞋前往瑪麗的小屋，拿到樣本後再搭船返回東十六街，然後把樣本送到西四十二街一百二十一號的佛格森檢驗所。

接下來的九個月，布萊霍夫至少送了十次樣本，只有在冬季渡輪停駛期短暫中斷。

每一次出來的報告都是「傷寒檢驗陰性」，沒有一份樣本顯示有傷寒桿菌存在。諷刺的是，在同樣這段時間內，紐約市衛生局檢驗室的檢驗結果有八次為陽性。

然而，佛格森檢驗所的檢驗結果燃起了瑪麗的希望之火，證實了瑪麗一直以來所堅持的說詞：她沒得傷寒，也從未得過傷寒。檢驗結果更加深了她對衛生局的不信任感。

為什麼檢驗結果會互相矛盾？有可能送到佛格森檢驗所的樣本不

夠新鮮（畢竟負責跑腿的是布萊霍夫），也有可能佛格森的檢驗人員因為大意或專業能力不足，使得檢驗結果受到影響。另一方面，如同前面所說，瑪麗是間歇性帶原者，或許某些日子檢體裡面就是沒有傷寒病菌。

另一個可能是瑪麗最糟的夢魘成真：紐約市政府綁架她，是為了進行醫學研究。

在瑪麗的要求之下，布萊霍夫親自求見瑪麗被捕時的衛生局局長湯瑪斯·達靈頓醫師，詢問何時會釋放瑪麗。

達靈頓不想承擔這個責任，推託道：「我一個人沒辦法作主。」

他告訴布萊霍夫，能否釋放瑪麗要看衛生委員會另一個醫師的意見，但是這位威廉·斯達福德醫師也避之唯恐不及。斯達福德醫師告訴布萊霍夫，考慮到被瑪麗感染的人數，他無法釋放瑪麗。但他有個提議——也許布萊霍夫能說服瑪麗同意切除膽囊。他向布萊霍夫承諾，會找來全紐約最頂尖的外科醫師進行手術——用瑪麗的說法是「把我切開」。

布萊霍夫向瑪麗轉達了這個消息，但是瑪麗半點也不肯退讓，她說：「休想在我身上動刀！我的膽囊沒有半點毛病。」

瑪麗在信中提到，那些醫生連要怎麼除去他們宣稱存在她體內的病菌都拿不定主意，她怎麼可能信任他們，讓他們切開她的肚子？

警戒心比以往更加強烈的瑪麗擔心，醫生想要麻醉她動手術只是為了做實驗，或者更糟——「衛生局想謀殺我。」

醫院的工作人員不了解瑪麗強烈抗拒的原因，一個督導護士就問過她：「動手術總比留在這裡好吧？」

但是瑪麗毫不動搖。

瑪麗沒有受過什麼醫學訓練，但她的直覺是對的。即使在今日，動手術仍存在相當的風險，在一九〇八年更是危險萬分，很有可能因此喪命。就算手術成功，也有可能死於感染；而抗生素還要再過三十四年才會問世。

就算瑪麗成功挺過手術，她的情況有可能並不會改善，因為傷寒桿菌也會生存在迴腸、脾臟和骨髓中。

無論如何，喬治．梭普並不明白瑪麗抗拒的原因，就他看來不過是個膽囊。他說：「我知道膽囊是可以切除的。人就算沒有膽囊也能活得好好的。」

瑪麗被幽禁在北兄弟島的這段時間，喬治・梭普到全國各地宣講他的偉大發現，在醫學界揚名立萬。

一九〇七年四月——瑪麗被捕後一個月，梭普在美國首都華盛頓生物學會發表論文，標題是〈一名長期散播傷寒桿菌的帶菌者紀錄〉。他沒有提到瑪麗的名字，但詳盡敘述了他的追查過程，以及他是如何發現這個致命廚娘。

瑪麗被送到北兄弟島的第一個月，梭普在《美國醫學會期刊》發表同一篇論文；同年稍後，該篇論文及討論再次發表於《科學》期刊。

細菌檢驗實驗室主任威廉・哈洛克・派克醫師同樣也拿瑪麗作為演講和論文的主題，但並未透露瑪麗的姓氏。一九〇八年六月，派克在美國醫學會的研討會上，發表一篇名為〈傷寒桿菌帶原者〉的論文，三個月後，這篇文章刊登於《美國醫學會期刊》。

在美國醫學會的研討會中，派克談到有關市政府是否有權隔離這名廚師的質疑：「這個案例引發許多值得深思的問題。市政府是否有權剝奪她的自由，或許可能是終生拘禁？如果不這樣做，難道要放任一個已知感染了至少二十八人的危險女人到處接觸群眾？」（派克說錯了，可歸因於瑪麗的病例是二十四人，不是二十八人。）

派克提到瑪麗並非紐約市唯一的健康帶原者，還有其他看似健康的人體內有傷寒桿菌，但他認為，一一隔離每個健康帶原者是不切實際的做法，「除了先前提到那個廚師的情況以外」。為什麼瑪麗是例外，派克並沒有解釋。

派克演講結束後的開放討論中，另一個醫師把這名廚師稱為「傷寒瑪麗」，這個名字被廣為流傳採用，報紙、醫生、衛生局官員和社會大眾都開始用這個別號稱呼瑪麗，後來「傷寒瑪麗」一詞更被用來指稱所有製造麻煩或汙染、讓人避之如蛇蠍的女性。

在這兩年又三個月的時間裡，梭普和派克邀約不斷，到處演講、發表論文，快速累積在醫學界的聲名，瑪麗則是等待著洗刷汙名、獲得釋放的那一天。

而後，一九〇九年六月一個溫暖的週日早晨，瑪麗・馬龍打開《紐約美國人報》的週日雜誌版，赫然看到她的全名和畫像占滿兩大頁聳人聽聞的報導。

12 開庭審理

「傷寒瑪麗」：一個絕對無害卻高度致命的女人

瑪麗．馬龍身陷前所未見的困境，她被隔離拘禁在小島上的醫院裡，成為紐約市衛生局的囚犯，不是因為她生病了，而是因為傷寒桿菌在她體內繁殖；她走到哪，病菌就散播到哪。

瑪麗盯著報紙看。大幅插圖中的她身穿圍裙，正在把一個個骷髏頭模樣的傷寒病菌像打蛋似的打進煎鍋裡。一張照片拍到她躺在醫院病床上的模樣，另一張則是她和其他病患坐在室外的涼亭。橫跨整個版面的大標題下方，是一整列被瑪麗感染傷寒的受害者側身像。

《紐約美國人報》的記者報導了這個故事，文中瑪麗・馬龍的全名第一次被揭露。這份週日版報紙號稱發行八十萬份，表示有將近八十萬人——或者更多——知道了瑪麗的全名。

這篇跨頁報導收錄了喬治・梭普在華盛頓生物學會發表的論文，但是另外起了個標題〈瑪麗・馬龍留下的死亡與疾病足跡〉。

報導中附有一篇威廉・哈洛克・派克醫師撰寫的無標題文章，內容提道：「我們用盡各種方法治療這個不幸的女人，可惜到目前為止尚未成功。」他補充道：「衛生當局責無旁貸，必須維護民眾的身體健康，避免受到疾病危害。」他預測瑪麗會被拘禁很長一段時間，說不定是一輩子。

記者同意派克的論點，在報導第一段寫道：「瑪麗．馬龍很有可能被終生拘禁。」不過之後又以同情的語氣補充：「然而，這個女人沒有犯下任何罪行，也從未被指控有不道德或邪惡的行為；不曾被羈押，也不曾被判刑。」

瑪麗投書給《紐約美國人報》的信中透露，她有多麼痛恨受到這種待遇：「我已成為不折不扣的全民偷窺秀主角，每個人都對我指指點點。連實習醫生也走進來，問我那些全世界都早已知道的事實。結核病患指著我說：『就是她，那個被綁架的女人！』」

對於梭普和派克這些人談論她的方式，瑪麗也道出了內心的不平和怨怒：「換成派克醫師受到這樣的侮辱，不知道會有什麼感覺——打開報紙看到自己或妻子的名字赤裸裸刊登在上面，還被口口聲聲叫作『傷寒威廉・派克』。」

這封信始終沒被刊登。

《紐約美國人報》的讀者當中，有一位是三十四歲的律師喬治・方濟・歐尼爾（George Francis O'Neill）。這篇報導讓他相當詫異，認為瑪麗被拘禁只能用「荒謬」來形容，明顯侵犯了瑪麗的公民權。歐尼爾主動表示願意擔任瑪麗的訴訟代理人。

我們無法確切得知瑪麗如何支付歐尼爾的法律服務費用，沒有證據顯示歐尼爾是免費提供服務。

有人認為是《紐約美國人報》老闆威廉・藍道夫・赫茲付的錢。

赫茲對勞工和弱勢族群的支持眾所皆知，在他所發行的煽情報紙中常常斥責社會的不公義。此外，支付瑪麗的訴訟費用是取得獨家報導權的好辦法，儘管這種做法在今日被視為不符合新聞倫理。

不過，《紐約美國人報》把這件事歸功於幾位紐約富豪的義行，記者寫道：「（他們）同情這個無依無靠的女人。」

喬治・歐尼爾要讓瑪麗・馬龍有上法庭申訴的機會，這是憲法第六修正案保障的權利。她有權請律師，有權獲得公正陪審團的迅速審訊，有權同原告證人對質，有權找來對其有利的證人。這些都屬於第五修正案所保障的正當法律程序之權利。

歐尼爾首先必須迫使衛生局出庭說明為什麼要拘禁瑪麗。他前往紐約州最高法院申請人身保護令，要求拘禁她的官員說明原因。

瑪麗・馬龍終於等到了這一天，可以上法庭申訴。

瑪麗的報導見報之後九天，同時也是瑪麗被強行送往威拉德帕克醫院兩年又四個月後，她登上了渡輪，回到曼哈頓東十六街。

接著，瑪麗和歐尼爾律師一起前往位於曼哈頓下城區錢伯斯街五十二號的紐約州最高法院，她的洋裝口袋裡放著《紐約美國人報》的週日版剪報。

法庭記者對瑪麗．馬龍健康的外表留下深刻印象，《紐約美國人報》的記者寫道：「在場見到瑪麗的人，沒有人會想到這個女人是紐約市衛生局宣稱的『危險人物』——她膚色透亮、身材適中、眼睛明亮、牙齒潔白，看起來健康得很。」

另一個記者形容瑪麗「氣色相當紅潤」，還提到她身材壯碩，說她「足以做出像（被捕）當時那樣有力的反抗」。

記者們還用上了讓人聯想到女巫和巫術的詞彙，像是形容瑪麗「有異能」，說她「有某種力量」，是「罕見的異類」，「讓所有接觸她的人生病」。一幅諷刺漫畫把瑪麗描繪成死亡廚師，正穿著圍裙攪拌一鍋沸騰的食物，在蒸氣中冉冉上升的是一個個骷髏頭。

審訊程序開始。喬治・歐尼爾站在米契・厄蘭格和倫納德・基哲利奇兩位法官面前，陳述瑪麗遭逮捕和拘禁缺乏法律根據，且瑪麗接受正當法律程序審訊的權利也被剝奪。衛生局根本無權逮捕瑪麗、把她關進醫院，然後強行採取樣本。

歐尼爾主張，由於瑪麗沒有外表可見的病徵，衛生局理應「先檢驗再逮捕」，而不是「先逮捕再檢驗」。

終於有人站在瑪麗這一邊，為她說話、替她聲援。瑪麗在法庭上陳述：「我是無辜的。我沒有犯罪，卻受到罪犯般的對待，被大眾唾棄排斥。這是不公平的，既不文明又粗暴。在一個信奉基督的社會中，一個無力自衛的女人竟然受到這種待遇，真是難以置信。」

律師歐尼爾主張，衛生局持續拘禁瑪麗是不合法的。他說：「難道只靠空口說白話，聲稱某個人被病菌感染，就能把這個人從家中帶走、和家人拆散，終生拘禁在外島？這就是本案所發生的事。」

歐尼爾的論點帶出了一些議題：醫生應該擁有多少權力？實驗室檢驗結果的效力又有多大？能不能只憑醫生的一句話，就把人終生隔離拘禁？實驗室的檢驗結果能有這麼大的影響力嗎？

歐尼爾對法官說：「瑪麗．馬龍的健康狀況良好，從來不需要內科或外科醫師的治療照顧。」

在一九〇七年，也就是瑪麗被捕那一年，紐約市舉報了四千四百二十六名傷寒新病例，其中只有兩例可追溯至瑪麗工作過的家庭。就歐尼爾看來，對瑪麗不利的證據都是間接證據：「這個女人自己也是不幸的受害者，她不巧受雇於發生傷寒的家庭，而這種疾病很有可能是由和她無關的原因所導致。」

一九〇九年六月瑪麗出庭接受審訊時，紐約市已經發現了五名傷寒健康帶原者，可以肯定的是，還有更多沒被發現的帶原者。在全美國則發現了五十名帶原者，但只有瑪麗一個人被拘禁。

歐尼爾抓住這一點大加撻伐——如果其他健康帶原者可以在街上走來走去，如果法律不能平等無私的對待每一個人——這是第十四修正案保障的權利——那麼為什麼偏偏要針對瑪麗？

代表河濱醫院發言的費德里克．魏摩蘭醫師解釋，針對瑪麗是有原因的：「她是個廚師。衛生局判斷，如果不加以約束，這名患者將持續危害大眾健康，是個危險人物。」

衛生局並沒有做出相關安排，讓瑪麗有機會學習新的職業技能、學習怎麼樣才不會感染其他人。

取而代之的是，衛生局官員主張他們有權拘禁瑪麗，因為他們有義務維護民眾健康。他們提出了實驗室的檢驗結果，意圖證明瑪麗是危險的帶原者。

歐尼爾也在法庭上出示瑪麗自行送檢的檢驗結果，和衛生局的檢驗結果互相牴觸。法官必須決定要採信哪一份報告，或者更根本的問題是——是否應該採信實驗室的報告？在某種程度上，細菌學這門新興科學也正面臨「審判」。

法庭審訊持續了三個小時，值得注意的是，沒有證人提出不利於瑪麗的證詞，包括女兒過世的沃特・包溫家成員。休庭後，瑪麗回到北兄弟島的小屋，等待法官的判決。

或許她心裡知道希望渺茫，畢竟她已經親身體驗了紐約市衛生局無遠弗屆的強大權勢。

衛生局指出，如果要隔離每一個帶原者，花費過高又不切實際。衛生局的沃特・班索醫師質問《紐約論壇報》記者：「我們要把他們所有人安置在哪裡？瑪麗占用了河濱醫院的寶貴空間，不僅花了很多錢，還給我們帶來大麻煩。」

這段話以及其後幾天報章雜誌登出的對瑪麗表示同情的文章和社論，或許一再助長了瑪麗的希望。並不是所有人都認為瑪麗應該被隔離拘禁，有些醫界人士就認為這是不公平的待遇，建議衛生局輔導瑪麗轉行。

一個自稱「新思維學生」的作者諷刺市民對瑪麗的憂慮：「何不送更多人去和她作伴？在無人島弄個俱樂部，就叫作『山姆大叔家的嫌疑犯』，把『麻疹山米』、『扁桃腺炎約瑟夫』、『猩紅熱莎莉』、『腮腺炎瑪蒂達』、『腦膜炎馬修』全都抓進去。別忘了加上傷寒瑪麗，這是所有虔誠細菌狂熱者在消過毒的無菌禱告詞中的祈求，如此一來，美國就能在醫學專制的大旗下享有光榮的自由。」

另一項很有意思的提議來自一名密西根州農夫——二十八歲的魯賓・格雷，他寫信給前衛生局局長達靈頓醫師：「如果馬龍小姐沒比我大超過十歲，我願意娶她為妻。當然前提是除了你們禁止她接觸其他人的那個原因以外，她沒有其他毛病，而且你們願意釋放她、讓她到密西根來，不讓密西根的主管當局發現。」

不過格雷也提出了警告：「在結婚之前，有件事馬龍小姐應該要知道——我**曾經**精神失常。不過那已經是三年多前的事了，後來我被宣告痊癒，而且從未復發過。」

瑪麗沒有同意成為魯賓·格雷的妻子。

三週後，七月十六日瑪麗得到了答覆——法院駁回她的人身保護令，判定她被拘禁在北兄弟島一事並未違法。她將繼續接受紐約市衛生委員會的監管。

法庭解釋了這樣判決的原因，米契·厄蘭格法官表示：「本庭深切同情這位不幸的女士，但仍必須保護公眾，避免疾病散播。」

這對瑪麗是個沉重的打擊。為什麼有些健康帶原者可以在外面自由逍遙，她卻不行？瑪麗對《紐約世界報》的記者控訴「美國有兩種正義」，「即使是謀殺犯都享有罪證不足無罪推定的待遇」。

瑪麗說：「傾盡海水也無法洗去衛生局加諸於我的抹黑指控。這根本是在作秀，要表現出他們全力保護那些有錢人，功勞很大，而我就是犧牲者。」

但是瑪麗不打算放棄，她對記者宣誓：「老天有眼，總有一天，我會得到平反。」

目前看來，這個勤奮的廚師注定要在北兄弟島河濱醫院過著和外界隔離的生活。

13 隱姓埋名

瑪麗繼續住在北兄弟島的小屋裡。她寫信給衛生局的赫曼・畢格斯醫師，還有喬瑟芬・貝克和喬治・梭普。根據畢格斯的傳記，瑪麗寫的這些信「極具威脅性」。

在信中，瑪麗誓言一旦獲釋離開北兄弟島，就會去槍殺那些「害她被關的人」。對於瑪麗的威脅，我們不清楚梭普和畢格斯有什麼反應，但是貝克後來寫道：「我沒辦法責怪她。」

喬治・梭普只提到：「就寫作和拼字這兩方面來說，瑪麗的信寫得很出色。她的字跡清晰，筆力遒勁，非常整齊。」

一九一〇年二月二十一日，就在這個下著雪的星期一，如果畢格斯、貝克和梭普看了《紐約時報》，想必會憂心忡忡——在不起眼的第十八版登出一篇短文〈傷寒瑪麗獲釋〉。

兩天前，新任衛生局局長歐尼斯特・萊德利醫師向瑪麗・馬龍提出交換條件：如果她同意不再當廚師，並且承諾採取嚴密的衛生預防措施，避免傳染和她接觸的人，而且每個月向衛生局回報，就可以獲得釋放。

瑪麗同意這兩項條件。萊德利拿出一份切結書要她簽名，要她白紙黑字寫下承諾。

瑪麗照著做，在切結書上寫下：「從河濱醫院獲釋後，我會改行從事別的工作。」

她也同意每個月到衛生局回報，並且「採取衛生預防措施保護所有可能和我接觸到的人，避免任何感染」。對於這最後一項承諾，瑪麗堅持加上一句「或許有可能是我造成的感染」。沒有任何一個醫生能說服瑪麗相信她自己是傷寒帶原者。

總之，瑪麗的承諾和簽名讓萊德利感到滿意——大概還鬆了一口氣，慶幸能擺脫這個女人。萊德利說：「她的病沒治好，但她已經學會如何自我照護。」

萊德利告訴《紐約時報》記者，瑪麗學到了必要的預防措施，「只要她遵守規範，就不用擔心會給旁人帶來危險。」

他對瑪麗感到同情：「她現在怎麼辦？她本來是一個好廚師，還沒被關進來以前一直過得很不錯。我真的不知道她還可以做什麼工作。」萊德利說，他正在幫瑪麗找工作。

誰會願意雇用瑪麗？她的名字出現在紐約和全國各大報刊，她如何逃避「傷寒瑪麗」這個汙名？

一九一〇年並沒有失業救濟金這類政府援助方案，像瑪麗這樣的勞工輕易的被開除替換，沒有工作就沒有薪水，也沒有遣散費這種制度。除了廚藝之外，瑪麗再無一技之長，也沒受過什麼教育。她沒有家人可以投靠，只有布萊霍夫一個朋友。

但這不是萊德利的問題，甚至也不是衛生局的問題，他們不覺得有義務要幫助瑪麗。瑪麗簽了切結書，他們的工作就算完成了。現在她是公眾的問題。

萊德利表示：「瑪麗被拘禁是為了維護公眾的利益，現在該由公眾來照顧她。」

有些人推測紐約市衛生局不再需要瑪麗了，因為他們已經從藥物試驗和實驗室檢驗結果中儘可能得到所有資訊，醫生和衛生局官員也已一舉成名。

喬瑟芬・貝克後來在自傳中寫下：「瑪麗對人類有很大的貢獻。在她之後又發現了許多傷寒帶原者，但她是第一個被記錄下來的案例，這個特殊地位使她付出了終生拘禁的代價。」

瑪麗默默收拾了為數不多的行李，在一九一〇年二月十九日登上渡輪，越過東河回到曼哈頓。

冰冷的棕黃河水滾滾奔流，空氣冷冽。瑪麗・馬龍在被拘禁將近三年後重獲自由。

接下來一年，瑪麗定期向紐約市衛生局回報。她沒有經手處理其他人的食物，沒有從事廚師工作，也沒有殺害畢格斯、貝克或梭普。但她發現要養活自己有困難。萊德利按照承諾幫她找到洗衣婦的工作，但洗衣服是一項粗重的勞務，而且酬勞不高。洗衣婦必須自備洗潔劑、漂白劑和漿粉，還得燒水、提沉重的洗衣籃。

此時瑪麗四十一歲。以一八六九年出生的人來說，平均預期壽命不到五十歲（今日四十歲的人平均預期壽命大約為八十歲）。以前擔任廚師的時候，瑪麗薪水優渥；她或許會懷念那段時光，因為當時女性很難找到高薪的工作。

認識瑪麗的人說她看很多書，而且幾乎天天看報，通常是《紐約時報》。或許她在一九一〇年十二月二日的《紐約時報》看到了自己的名字——這篇題為〈人體傷寒工廠〉的報導提到紐約州北部阿第倫達克山脈有個當地人使三十六名遊客感染傷寒，其中兩人死亡。

這篇報導有超過一半的內容在談瑪麗．馬龍。那個當地人並未被捕，紐約州衛生局的說法是：「本州並沒有相關法律阻止傷寒帶原者散播病原。」

那個被稱為「傷寒約翰」的當地人同意接受治療，紐約州衛生局表示，只要找到合適的「寄宿地點」就會為他提供治療。傷寒約翰受到的待遇和瑪麗．馬龍截然不同，不僅維持匿名，而且很快就從新聞報導中消失了。瑪麗必定也很希望自己能從新聞報導中消失。

第二年春天，一九一一年五月的某一天，瑪麗的朋友布萊霍夫心臟病發作。瑪麗送他到醫院，後來便在院中過世。這對瑪麗是另一個沉重的打擊。儘管布萊霍夫四年前曾經出賣她，但瑪麗顯然已經原諒他了。在瑪麗被拘禁期間，布萊霍夫始終支持她，瑪麗的樣本也是由他幫忙送到佛格森檢驗所。而今他永遠離開了。

之後，在同一年，瑪麗去找她的律師喬治．方濟．歐尼爾，控告紐約市政府和衛生委員會非法拘禁她。瑪麗求償五萬美元，因為她被非法拘禁，人權受損。

瑪麗主張，衛生委員會使她無法從事廚師這門行業，因而「嚴重剝奪她的謀生機會」。

《紐約美國人報》報導：「本案將顯現衛生主管機關有多大的權力，以及在沒有法院背書的情況下，衛生局是否有權拘禁民眾。」

歐尼爾說：「這是相當重要的問題——市府當局是否能夠在沒有合法授權或者未經正當法律程序的情況下，只憑醫療人員的一句話就把民眾抓來關。」

歐尼爾提出的訴訟內容也對衛生委員會的警察權提出警告：「如果衛生委員會可以這樣處置據稱帶有病菌的任何人，甚至包括從未得過這種疾病的人，那麼成千上萬曾經在不同時間得到傷寒的人都可能被關，因為衛生當局認為，在康復之後相當長的一段時間內，人體內仍有傷寒病菌存在的跡象。」

但是這個案子並未開庭審理。歐尼爾轉告瑪麗她沒有「民事訴訟權」，換句話說，法官裁定本案無法律依據，因而駁回這個案子。

瑪麗持續遵守釋放條件、為了謀生餬口而奮戰的同時，梭普和其他人繼續拿「傷寒瑪麗」作為演講授課的主題。梭普一再因為瑪麗的發現與拘禁而受到稱揚，他的名字屢屢出現於報紙和專業期刊。

一九一二年九月二十六日，喬治・梭普和赫曼・畢格斯在華盛頓的一場國際醫學衛生大會發表演說，在整場會議中「傷寒瑪麗」這個名字被反覆提起。根據《紐約時報》的報導，這個案例的知名度已經遍及全世界。

對於像瑪麗這麼注重隱私的人來說，一打開報紙就看到自己的名字，一定感到十分羞辱，像是被迫置身於一場偷窺秀。

那年秋天的某個時候——沒人知道確切的時間，但是就在那場會議之後——瑪麗不再向紐約市衛生局回報。

「傷寒瑪麗」這個名字依然不時出現在紐約的報紙上，但沒人發現瑪麗已經悄悄消失——梭普沒發現，畢格斯沒發現，派克沒發現，貝克也沒發現。

或許甚至連《紐約時報》的讀者也沒發現。一九一四年十一月二十九日，《紐約時報》第二版第三欄刊出一篇名為〈傷寒帶原者〉的報導，文末的最後一段可能連讀者都沒注意到：「這名通稱為『傷寒瑪麗』的女子目前下落不明，當她再次被捕時，是否已經引爆另一波傷寒疫情？」

沒人知道瑪麗．馬龍去了哪裡、做了什麼。

14 二度圍捕

太可怕了！傷寒在曼哈頓的斯隆婦女醫院急速蔓延。

這家醫院有八名內科醫師、七十三名護士、七十五名員工；當時院內一百二十三名病患均為女性，還有滿滿一室啼哭的新生兒。

一九一五年一月到二月間，院內爆發了二十五例傷寒；其中二十四人是醫生、護士和醫院員工，只有一個是病患。兩人死亡。

醫院主管大為困窘——怎麼可能發生這種事？斯隆醫院向來聲名卓著，管理完善，注重清潔，確實遵守每一項衛生措施和每一條清潔規定，而且被指定為教學示範醫院。

但是卻爆發傷寒疫情。情況原本可能更糟，幸好傷寒疫苗在一九一一年研發成功，有不少員工接受預防接種或本身已有抗體。

無論如何，對於主任醫師愛德華·奎金和全體員工來說，這都是難堪的困境——而且是致命的困境。

衛生委員會檢查了牛奶和其他供給品，並未找到感染源。

根據喬治·梭普所描述的版本，這家醫院需要專業的流行病鬥士提供服務。奎金醫師打電話給梭普要他立刻趕來，「攸關一件相當緊急的事」。

梭普馬上前往醫院，奎金領他進入辦公室，在密談中，奎金告訴梭普，傷寒莫名其妙的在院內爆發。

梭普詢問了近幾個月院內食物、供水和廚房員工的情況。奎金提到，在第一起病例爆發前三個月，也就是一九一四年十月左右，院內雇了一名新廚師。

這個廚娘十分能幹又勤快，工作之餘幾乎不提私事，但是包括醫生、護士、員工和病患在內的所有人都喜歡她烹調的食物和甜點。新廚娘很可靠，從不生病，大家都喜歡這位「伯朗太太」。

傷寒疫情剛在院內爆發的時候，員工曾經拿伯朗太太開玩笑，說她是「傷寒瑪麗」。

梭普要求見見伯朗太太，但她已經離職，沒人知道她的去向。不過奎金手上剛好有這名廚娘寫的信，說不定梭普認得字跡。

梭普立刻認出了那清晰有力、大而整齊的字跡，或許要歸功於這些年來瑪麗寫給他的信。

「我馬上認出，這名廚娘確實是瑪麗．馬龍。」梭普說。

喬瑟芬・貝克說了另一個版本的故事——她認為發現瑪麗・馬龍是她的功勞。貝克一聽說傷寒爆發就前往醫院，直接衝進廚房。貝克說：「果然沒錯，瑪麗正在醫院廚房裡幹活，在產婦和新生兒之中散播傷寒病菌，像個毀滅天使。」貝克立刻通知相關單位。

《紐約太陽報》報導的又是另一個版本：為了查明傷寒爆發的原因，院方在二月時要求廚房員工提供糞便檢體，瑪麗也配合提供。所有樣本的檢驗結果都是陰性，只有一份例外——新廚師的樣本驗出「微量」傷寒病菌。《紐約太陽報》報導：「院方還來不及採取行動，該名廚師便已神祕失蹤。」

但是梭普、貝克和《紐約太陽報》這三個版本的故事有著同樣的結局：瑪麗搶在被任何人逮到之前從醫院溜走了。

一九一五年三月二十六日星期五，距離瑪麗第一次被捕之日將近八年後，巡警向衛生局通報：發現一名「戴面紗女子」進入長島小鎮可樂娜的一棟住宅。

巡警認出這名女子獨特的走路姿態，判定她就是「傷寒瑪麗」。報紙記者加油添醋補上戲劇化的細節，說瑪麗帶著一碗果凍來到朋友家，「是用她那雙致命的手帶著愛心製作出來的禮物」。報導提到這個朋友的家有狗看守。

該名巡警立刻請求支援。根據《紐約太陽報》的報導，一隊衛生警察被派到這棟住宅。這些警察已經打過傷寒疫苗，他們團團包圍房子，一個警官上前按門鈴。鄰近的街上有更多警察守在警車裡，準備伺機而上。

沒人應門。另一個警官發現一把梯子，便把梯子靠在屋旁爬了上去，開窗進入屋內，迎面碰上一隻嚇人的獵狐㹴和一隻鬥牛犬。幸好這個警官帶了一塊肉，他把肉丟給狗兒，「兩隻狗友善的收兵。」《紐約太陽報》報導。

有些報紙報導這名警官直接踏入瑪麗所在的浴室，有些報紙則說警官一一搜索了樓上的房間，最後發現瑪麗蜷縮在浴室裡。

如今四十六歲的瑪麗已經失去了鬥志。

梭普說：「她和以往一樣強壯，但不再有年輕時非凡的精力。」

經過四、五年的自由生活之後，瑪麗・馬龍在一九一五年被送回北兄弟島上那棟小屋。貝克表示：「這次她必須回到河濱醫院終生拘禁。瑪麗始終無法信任我們，才會釀成這齣悲劇。」

瑪麗．馬龍始終沒說明她為什麼違反假釋條件，到醫院工作。我們知道在布萊霍夫死後，瑪麗陷入經濟困境。之前的仲介所不願意幫她介紹工作，也沒人敢雇用名叫「瑪麗．馬龍」的廚師。但是雇主願意雇用「瑪麗．伯朗」、「瑪麗．貝斯霍夫」或「瑪麗．布萊霍夫」，這些都是梭普聲稱瑪麗曾經使用過的假名。

梭普表示，瑪麗使用許許多多的假名擔任廚師，工作過的地點包括百老匯餐廳、南安普敦旅館、亨廷頓小客棧、紐澤西州高級旅館和療養院，還有一間廉價宿舍。梭普宣稱瑪麗感染了其他人，包括兩個小孩，但梭普也承認沒有相關紀錄。

有沒有可能瑪麗只是單純不了解她會散播致命的病菌，感染其他人、使他們生病？

喬治・梭普的答案是否定的：「瑪麗・馬龍不管是身體或腦袋都很健全。事實擺在眼前，很難相信她不明白其中的關聯。」

瑪麗膽大包天的作為讓梭普感到震怒：「她竟然厚著臉皮到醫院煮飯，而且偏偏挑一家婦產科醫院，汙染了三百人的食物。」

這一次，沒什麼人同情瑪麗了。

一九一五年三月二十九日的《紐約論壇報》嚴詞譴責：「五年前給了瑪麗自由生活的機會，如今無法對她感到憐憫。」幾天後《紐約時報》評論：「她在醫院每天散播病菌到食物中。」

瑪麗再度被捕的新聞在幾天內再度登上全國各家報紙頭版。華盛頓州的《塔科馬時報》報導，紐約政府抓到一個現代版女巫，「她所使用的魔法比以往更加科學，也更加致命」。

一九一五年四月六日的《塔科馬時報》寫道：「瑪麗不需要燉鍋。她在體內製造邪惡的毒藥，然後到處散播。」

喬治・梭普對瑪麗的建議是：「如果她能擺脫『被迫害』的念頭，願意坦誠說明她的過往，我說不定可以在很多方面幫助她。」

梭普認定瑪麗受到的待遇是公平的。他用刑事術語來描述瑪麗的處境：「她獲得假釋，得到自由。但她濫用這個機會，違反假釋條件。

她是個危險人物，必須按照對付危險人物的方式來因應。」

梭普之所以生氣，是因為瑪麗讓斯隆醫院的患者和醫護人員生命受到威脅。他忍無可忍，因為瑪麗有義務幫助醫界和科學界進一步了解細菌和疾病傳染，但她始終拒絕合作。

梭普說：「瑪麗從未給我任何幫助。她從不讓任何人了解她不幸罹患的疾病，尤其是她自己。」

梭普又說，這種行為招致的後果是「世界對瑪麗並不仁慈」。

15 撒手人寰

瑪麗再次回到北兄弟島上，住進獨居小屋。她有一隻小狗作伴，還有在島上散步的自由。

衛生局官員形容瑪麗像個「被關在籠中鬱鬱寡歡的叢林山貓」。根據威廉．哈洛克．派克醫師對《紐約客》雜誌記者史丹利．沃克的說法：儘管瑪麗拒絕合作，他們仍舊試圖幫助她。

派克說明他們治療瑪麗的方法，是把五、六十億個傷寒桿菌注射到她體內。沃克報導：「經由皮下注射，十億個病菌進到瑪麗體內，其餘病菌則是透過藥丸攝取。」

後來派克才知道瑪麗並沒有服用那些藥丸，而是藏起來丟掉。沃克指出：「醫生承認這種治療方法只是試驗，有可能毫無效果。」

醫生也承認，割除膽囊未必能根除問題。在某些病例中，病菌可能會在手術過程轉移至其他器官，繼續生存繁衍。

沃克在報導中下了結論：「不管怎樣，瑪麗並不喜歡醫生在她身上動手腳。要不是瑪麗意志堅強，可能早已崩潰；如果遇上不高明的醫護人員，可能早就毀了她。」

對於那些衛生局官員還有使她被關在北兄弟島的人，瑪麗可能顯得態度惡劣不友善。她或許不願意和梭普合作，但有些人是瑪麗願意交談、當朋友的對象，這些人記憶中的瑪麗十分親切友善——只要你不打探她的過去。

有個叫作喬治·艾丁頓的人記得瑪麗做了一些串珠飾品出售，艾丁頓的母親在醫師餐廳擔任服務生，他說：「我媽有一條用藍色小珠子串成的頸鍊，她戴了很長一段時間，那是瑪麗做的。」他還記得瑪麗會烤蛋糕賣給在島上工作的婦女。

衛生單位似乎不太可能允許瑪麗烤蛋糕，但是誰知道呢？或許瑪麗真的烤了。或許島上的女性真的買了蛋糕，可能是出於同情或善意，想要幫助這個曾經靠著下廚而過著舒適生活的女人。蛋糕用中溫爐烘烤，通常是攝氏一百八十度，足以殺死所有傷寒病菌。

為了打發時間，瑪麗大量閱讀。她常讀的報章雜誌有《週六晚間郵報》、《哈潑時尚》、《好管家》、《仕女家庭雜誌》。據說她從未錯過每天的《紐約時報》。瑪麗也喜歡小說，特別是英國文豪狄更斯的作品。

如果瑪麗真的每天閱讀《紐約時報》，那麼一定看到了其他傷寒帶原者感染了比她更多人的報導。一九二二年，一個名叫托尼．拉貝拉的農場工人被禁止經手食物，但他不顧衛生局的禁令，結果造成八十七人感染傷寒，兩人死亡。他逃離紐約，跑到紐澤西州的紐華克工作，又感染了三十五人，造成三人死亡。拉貝拉只被隔離了兩週就獲得釋放。同一年還有另外六個已知的帶原者逃離紐約。

一九二四年，烘焙餐館老闆阿方斯．柯提斯是已知的帶原者，他被衛生局禁止處理食物，卻被當場逮到「正在製作草莓蛋糕」。

法官判他有罪，但給予緩刑：「我無法因為此人健康狀況不佳而判處徒刑，但我希望在暫緩拘禁期間，由衛生局負起責任，在認為有必要的時候行使警察權。」衛生局後來並沒有追蹤監督柯提斯是否遵守緩刑條件。

一九二八年，瑪麗可能見到了一個來自布魯克林的甜點師傅費德烈克．摩許，他因為感染二十三人罹患傷寒而被送至河濱醫院。摩許早在十三年前就被發現是帶原者，當時爆發的傷寒疫情感染了五十九人，追蹤後發現是他製作的冰淇淋惹了禍。

事件發生後，衛生局對摩許從寬處理，考量到他有四個小孩而且妻子健康欠佳，予以法外開恩。他接受了和瑪麗第一次隔離期間同樣的治療，但被允許住在家裡。他和瑪麗一樣被禁止經手食物，但他也和瑪麗一樣違反了假釋條件，在一九二八年重操舊業。

摩許在一九四四年離開北兄弟島，但他在島上的歲月不像瑪麗那樣受人矚目——沒有記者試圖偷拍，報紙上沒有相關報導，也沒有被叫作什麼「傷寒費德烈克」。

摩許被隔離在河濱醫院期間擔任醫院助手，領取市政府的薪水。獲釋之後，市政府提供摩許職業訓練，繼續雇用他在布魯克林一間醫院工作。

摩許和其他傷寒帶原者都受到與瑪麗截然不同的待遇，不論在法律判定和媒體報導兩方面都是如此。

瑪麗持續寫信威脅赫曼・畢格斯和喬瑟芬・貝克。貝克對記者承認，一九一〇年瑪麗獲釋之後，她確實有些擔心：「在她重獲自由的那些年，我總是隱隱感到不安。」

雖然瑪麗的自由受到限制，但她和一些老朋友重新取得聯繫，也交到了新朋友，包括：愛德蓮・歐夫斯賓（瑪麗在一九〇七年認識的醫院護士）、喬治・艾丁頓的母親（在醫師餐廳工作的服務生）、愛黛・萊德利（後來成為瑪麗的忠實老友，持續和瑪麗通信）、湯姆・凱恩（帶有愛爾蘭口音的中年男子，擔任門房）、蘭佩一家人（瑪麗的老朋友，住在長島），還有天主教神父麥可・路西。

一九一八年，瑪麗獲得在河濱醫院幫傭的工作，每月薪水僅約二十美元，但不無小補。同一年，衛生局開始允許她請假外出，但須當日返回北兄弟島。

有個實驗室工作人員注意到，瑪麗外出時總是打扮得漂漂亮亮，戴著帽子，拎著提包。瑪麗的外出行程包括購物和訪友，主要是去探望蘭佩一家人，後來也會和其他朋友碰面。她總是當天返回島上，但從不對任何人說她去了哪裡、看了哪些朋友。

由於瑪麗的工作表現勤奮可靠，在接下來的七年間，她一路從「幫傭」升到了「看護」，而後又升到「醫院助理」。

一九二五年，有個新的住院醫師亞歷珊卓・普拉夫斯卡來到島上的醫院實習，她雇用瑪麗擔任實驗室助手，教她基本的實驗室工作。

瑪麗從不遲到，每天早上準時爬上通往實驗室的階梯。她在實驗室裡有自己的工作桌和工作區域，主要工作內容包括製備病理學樣本玻片、做紀錄，以及其他必要的作業，像是清洗瓶子。這項職務讓她每個月賺取大約五十美元。

這個工作對瑪麗很重要，而且她和普拉夫斯卡成了好朋友。雖然實驗室的工作不像是做布丁或蛋糕，但是瑪麗相當投入。史丹利・沃克在《紐約客》的報導中評論：「她不是特別聰明，但很細心周到。她熱心又機靈。」

一九二七年，普拉夫斯卡完成實習，離開北兄弟島。瑪麗很想念這位朋友，常去探望普拉夫斯卡和她年紀還小的女兒茱莉，還會準備小禮物，留在她們家吃晚餐。

茱莉說：「瑪麗是我們家的一分子，我們真的很愛她。在我眼中她是個很棒的人。她是一個讓人喜愛的長輩，非常溫暖親切。她總是想要幫忙，像是縫補衣服之類的。」等到瑪麗前腳一走，茱莉和母親會用力刷洗碗盤並且用熱水燙煮消毒。

瑪麗形容亞歷珊卓．普拉夫斯卡是個「美麗的人」，總是對她很好而且「信任她」。茱莉．普拉夫斯卡說：「瑪麗的遭遇實在很不幸，又不是她的錯。她沒有在食物裡下毒，只不過是放了一點病菌。」

一九三二年九月二十三日，瑪麗滿六十三歲。兩個半月後，十二月四日當天，瑪麗沒有到實驗室報到。實驗室的細菌學者艾瑪．戈柏．薛曼回憶道：「她總是在我開門之前就在那裡等著。」

為此擔心的薛曼離開實驗室，匆忙趕往瑪麗的小屋，在門上敲了又敲卻無人回應，於是她打開了門。小屋裡很暗，窗簾緊閉，有股難聞的氣味而且十分凌亂。

薛曼呼喊：「馬龍小姐！馬龍小姐！」

她聽到一聲呻吟——瑪麗躺在地板上動彈不得，右半身癱瘓。她中風了。

瑪麗被送到河濱醫院的兒童病房，之後六年一直臥病不起。

普拉夫斯卡母女持續來探望她。茱莉說：「瑪麗雖然中風了，但仍然認得我們。她只是不能靈活移動，這是可以讓她感覺到自己在這個世界上並不孤單的事情之一。實在太遺憾了。」

麥可・路西神父和蘭佩一家人也會來看瑪麗，搭渡輪橫越東河到北兄弟島，坐在瑪麗的床邊陪伴她。

一九三八年九月二十三日，瑪麗滿六十九歲，此時她已經中風將近六年。六週後情況惡化，她得了肺炎。

已經不在島上工作的愛德蓮・珍・歐夫斯賓特地回來照顧這個老朋友。一九三八年十一月十一日午夜剛過，瑪麗撒手人寰。

瑪麗最後一次離開了北兄弟島，渡輪載著靈柩渡過東河，接著被送往布朗克斯區的聖路克羅馬天主教堂舉行葬禮彌撒。

九位送葬者出席了葬禮。記者蜂擁而至，跟隨送葬者和靈車前往瑪麗安息的聖雷蒙墓園。為了尊重瑪麗的隱私，瑪麗的朋友們拒絕向在場的記者透露身分。

送葬者當中包括亞歷珊卓・普拉夫斯卡和女兒茱莉。多年後茱莉回憶道：「我記得那座墓園和淒清的氣氛。我們每個人都需要某個人，我想我的母親回應了瑪麗大半輩子都無法獲得滿足的需求。」

【後記】

為了瑪麗而寫

瑪麗中風之後的隔年夏天，一九三三年七月十四日，她找了律師來處理遺產問題。

這些年為醫院工作，讓瑪麗存下了超過四千八百美元（相當於今日的六萬三千一百美元，約合新臺幣一百九十萬元），她想要說清楚死後的財產分配及償債方式。躺在醫院病床上的瑪麗向律師說出了最後的願望。

從瑪麗的遺囑我們可以做出一些推論——瑪麗是個有信仰的人：

遺贈兩百美元給來探望過她的麥可．路西神父。瑪麗關懷不幸的人：遺贈兩百五十美元給紐約總教區天主教慈善會。瑪麗有一些真心關愛的朋友：遺贈兩百美元給威利．蘭佩，衣物等私人物品則留給威利的母親梅莉；另外遺贈兩百美元給亞歷珊卓．普拉夫斯卡。

剩下的財產清償債務之後，還剩下四千一百七十二美元又五分，留給她的好朋友愛德蓮．珍．歐夫斯賓。瑪麗用自己的錢支付了喪葬及墓碑的費用。

瑪麗死亡的消息被廣為報導，刊載於報紙、醫學期刊和公共衛生機構的公報。

喬治．梭普對許多報導夾帶了錯誤訊息感到氣憤填膺，他把這場災難歸咎於一篇「輕率的」報導，是由一個「自由記者」撰寫並發表於一本「據稱精明時髦的期刊」。這篇文章是史丹利．沃克撰寫的〈人物寫真：第三十六號傷寒帶原者〉，刊載於一九三五年一月二十六日的《紐約客》雜誌。

梭普責備其他作者採信沃克文中的資訊，痛斥他們沒有花時間閱讀梭普自己的專業論文；他在《美國醫學會期刊》和《軍醫》期刊的論文中詳述了他的調查成果。

梭普表示，這些作者「奪走了我的功勞」，「是我發現了美國首例的傷寒帶原者，而且（直到她死時）是全世界最出名的帶原者」。

儘管梭普指稱沃克的文章「是眾多錯誤資訊的源頭」，但仔細閱讀該文可以發現，其中出錯或有誤的地方並沒有比其他文章更多，包括梭普自己的文章。例如梭普的一個錯誤是弄錯了牡蠣灣那戶人家的姓名，這個錯誤直到今天依然出現在許多文章和書中。

梭普抗議的主要原因，可能是因為在《紐約客》這篇長達五頁的報導當中，只有短短兩段提到梭普和他的調查成果，而且沒有把他當成瑪麗的「獨家發現者」加以歌頌讚揚。

梭普寫道：「不說別的，我可不是在執行例行職務的時候碰巧遇上她，像某個衛生局的雇員那樣，或是某個羅伯．柯霍的盲目信徒那樣。」對梭普來說，雪上加霜的是，喬瑟芬．貝克被認為和他有同樣的功勞，而且瑪麗第二次被捕完全歸功於她。

或許是為了端正視聽，也有可能是為了做出最終結論，梭普提筆寫下〈傷寒瑪麗離奇的一生〉。

事實證明梭普是個說故事高手，他添加的細節使瑪麗的一生有血有肉，塑造出一部充滿道德教訓意味的警世傳說。這篇文章發表於一九三九年十月的《紐約醫學研究院學報》。

喬治．梭普是壞人嗎？除了愛慕虛榮，他似乎充滿使命感、真心想要改善大眾的生活，讓這個世界更安全、更清潔衛生。梭普為紐約市設計了完善的地鐵通風系統以及汙水處理系統，也為芝加哥規劃了供水和汙水處理方案。

鐵達尼號沉船事件後，梭普完成了一項大西洋浮冰研究。他前往歐洲城市考察衛生及健康措施，然後帶著新觀念回國，徹底改善了紐約的街道整潔維護和廢棄物收集與處理方式。後來他被任命為美國癌症控制協會（現名美國癌症協會）的執行董事，積極任事，一九二八年轉任顧問。

梭普死於一九四八年，身後留下妻子愛洛伊與兩子喬治及哈威。他的訃聞記錄了諸多豐功偉業，當然不忘強調他「發現」傷寒瑪麗的功勞，以及如何有功於瑪麗的逮捕。刊登於《紐約時報》的訃聞寫道：「多虧梭普博士，瑪麗的拘禁使數百萬人過得更安全。」

喬瑟芬．貝克醫師和喬治．梭普一樣，真心想要改善公共衛生和大眾生活。她擔任紐約兒童衛生局首任局長，在任內推行的政策使得嬰兒死亡率下降。她的學校健康計畫獲得全美三十五個州採用。

貝克的全名是莎拉．喬瑟芬．貝克，但她偏好使用中間名喬瑟芬。她主張男女平等、婦女有權參政。她曾擔任講師，著作包括五十篇期刊論文、兩百篇大眾雜誌文章，以及五本書：《健康寶寶》、《健康媽媽》、《健康兒童》、《成長中的兒童》、《兒童衛生》。

貝克醫師似乎沒那麼執著於瑪麗．馬龍。在她三百頁的自傳《奮鬥人生》當中，只用了六頁敘述瑪麗的事。回憶兩人短暫的相識，貝克說：「我慢慢喜歡上她，學會尊重她的觀點。」

貝克於一九二三年退休，搬到紐澤州西和她的人生伴侶——小說家伊達·懷利共同生活。貝克死於一九四五年，《紐約時報》的長篇訃聞提及她的許多成就，並沒提到傷寒瑪麗。

今日的北兄弟島就算隱藏著瑪麗·馬龍的祕密，也守護得十分嚴密。島上長滿了葛藤、山葡萄、毒漆藤、雜草和灌木叢。河濱醫院及其他建築物或倒或塌，或僅剩殘骸。瑪麗住了將近二十六年的那棟小屋已了無痕跡。

這座島現在已成為鷺鳥築巢的自然保護區，幾乎不可能登島造訪（相信我，我試過了）。首先得拿到紐約市公園與遊憩管理局的許可，而且必須在十一月到二月的非鳥類築巢期間包船渡河。

瑪麗・馬龍本人更不會透露任何祕密。就我們所知，除了一九〇九年投書《紐約美國人報》的六頁親筆信，她從未公開談論或書寫自己的事。就算她曾經對朋友說過自己的故事，這些朋友也未曾辜負她的信賴。終其一生直到最後的歲月，瑪麗始終是個堅韌、獨立、極端重視隱私的人。

我們只能透過其他人的描述來了解瑪麗，包括當時的新聞報導，例如《紐約美國人報》的描繪；還有喬治・梭普和喬瑟芬・貝克等人所敘述和瑪麗接觸的情境；還有傑出學者如茱迪絲・渥茲・李維和佩席拉・華德對瑪麗和她身處的世界所下的推斷。

從後見之明的歷史角度去撰寫某個人的生命故事，可能有事後諸葛之虞。舉例來說，在形塑這個故事的過程中，隨著事態的發展，我可以看見瑪麗．馬龍逐步走向最後的終局——要是她肯聽喬治．梭普和其他人的話就好了。要是她懂得細菌理論就不會這樣了。要是她信任科學就不會這樣了。要是衛生局提供她職業訓練或其他工作機會該有多好。要是她沒有到斯隆醫院工作就沒事了。要是衛生局對待她像對待其他帶原者那樣就好了。要是……

造訪北兄弟島的計畫雖然沒有成功，但我確實走過了瑪麗生活與工作的紐約市街區。我從瑪麗工作過的公園大道六百八十八號包溫家開始走起，往南走到第三大道過第三十三街口，站在對街梭普可能潛伏過的地點，想像他追蹤瑪麗時的心情。

我也曾在週末前往長島的牡蠣灣，看看湯普森宅邸曾經屹立的地點。房子已經被拆毀，原址現在成了學校行政大樓和停車場。新蓋的房舍擋住了海灣景色，但是擋不住海鷗在頭頂盤旋叫囂，也擋不住濃濃的海味。

從牡蠣灣回程時，我開車經過窄頸大橋來到布朗克斯區的聖雷蒙墓園，在辦公室要了一份舊墓園的地圖，沿著曲折的小徑找到了瑪麗的墳墓。墓前簡樸的花崗岩石碑寫著：

瑪麗・馬龍，逝世於一九三八年十一月十一日。基督垂憐。

我盤腿坐在草地上，想著瑪麗的一生。瑪麗・馬龍是個擁有許多面向的人。她並不是不會思考也沒有感覺的半人半機器，更不是什麼女巫——儘管衛生當局和媒體如此描繪她。前一天她還是個勤奮工作、受到敬重的廚師，第二天就人人喊打。她認為自己被綁架，被侮辱，被剝奪了自由、名譽、生計和身分認同。難怪瑪麗的遺囑會出現「思及此生之無常」這樣的語句。

反覆思索已知的全部事實，我可以肯定一件事：生命正如瑪麗所說的無常。不論是從社會或個人立場而言，我們都必須保護大眾不受疾病感染，但同時我們也必須以人道而理智的方式，帶著同理心去看待那些罹病者。我們必須保持理性，不被盲目的恐懼掌控。

相關照片

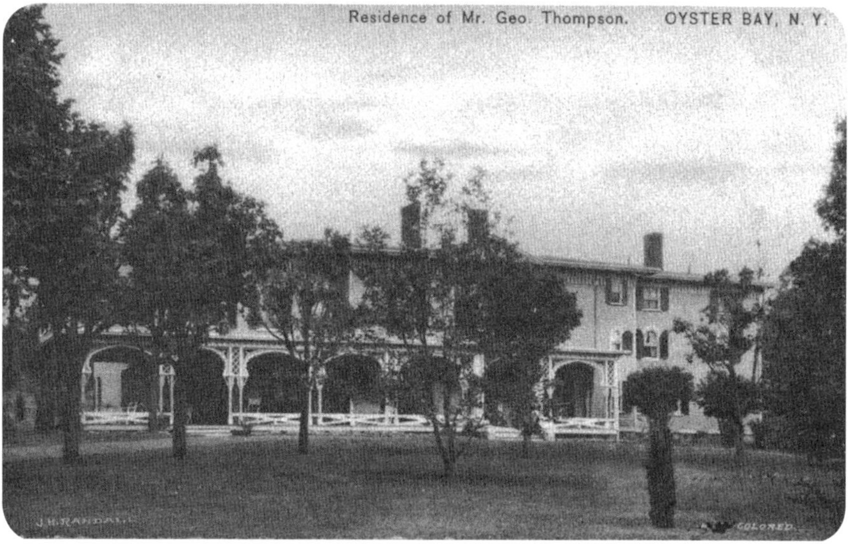

一九〇六年夏天，華倫夫婦和四個孩子、五名僕人住在這棟典雅的牡蠣灣豪宅。（來源：牡蠣灣歷史學會）

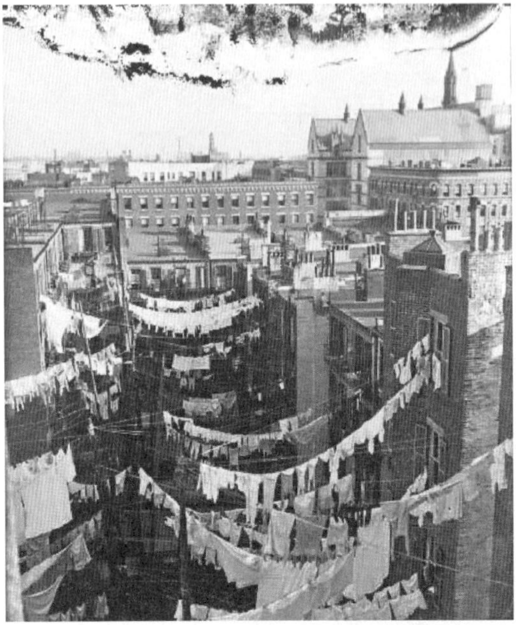

一九〇〇年，曼哈頓下東城區有八萬兩千六百五十二棟廉租公寓，空中交錯縱橫的晒衣繩晾滿衣物。（拍攝於一九〇〇至一九一〇年之間。來源：美國國會圖書館）

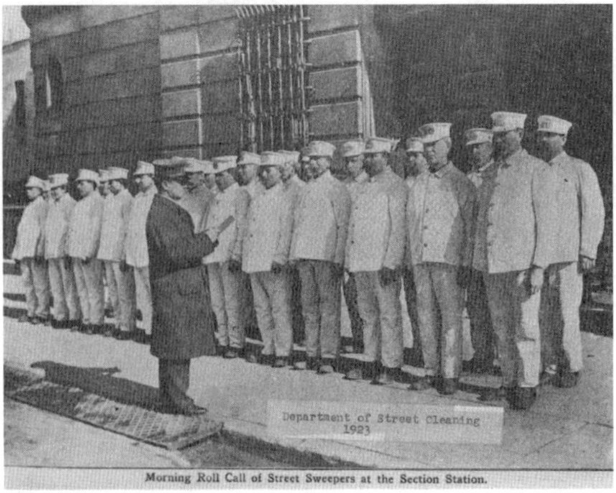
Department of Street Cleaning
1923
Morning Roll Call of Street Sweepers at the Section Station.

紐約市清道夫列隊進行晨間點名，攝於一九二三年。（來源：紐約市政檔案處）

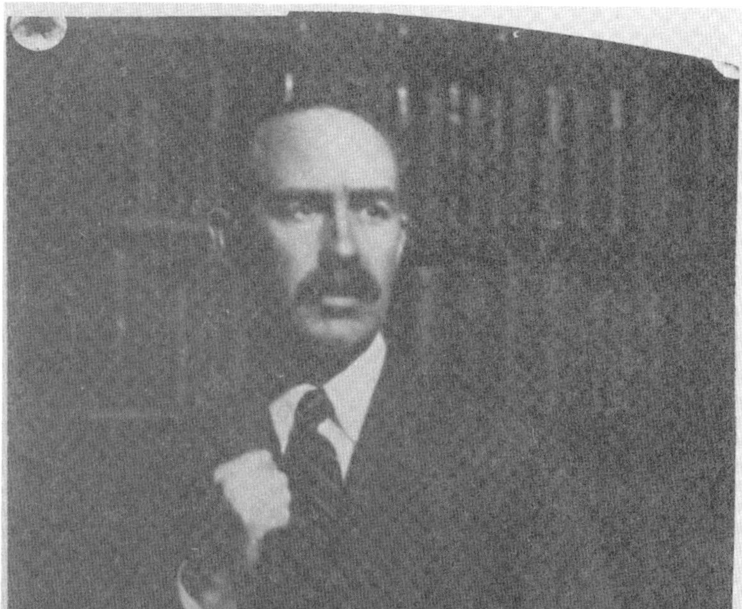

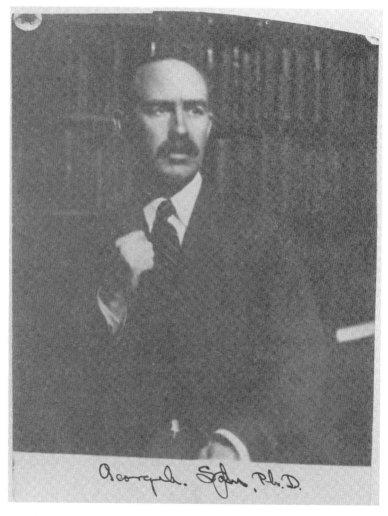

一八九九年，喬治・亞伯特・梭普博士畢業於哥倫比亞大學礦業學院。（來源：紐約市哥倫比亞大學檔案處）

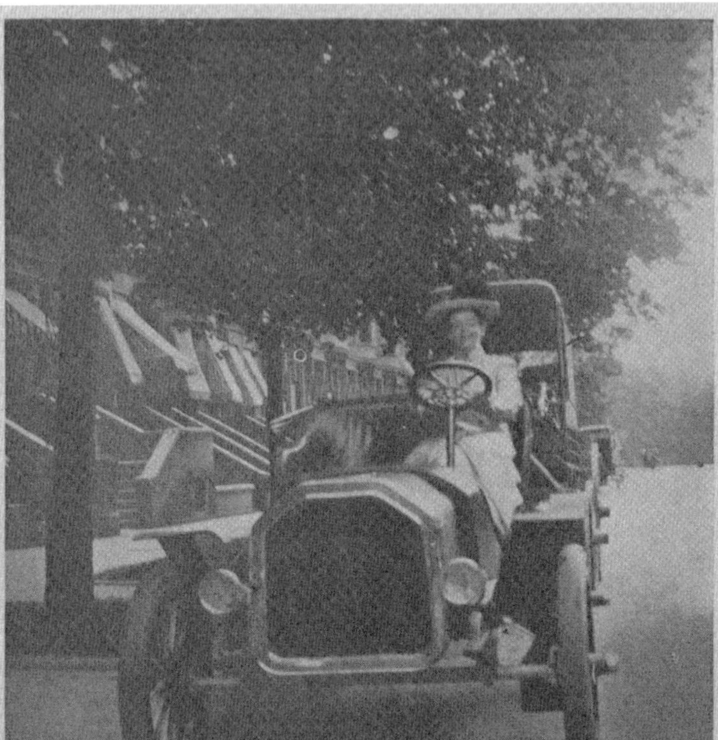

STARTING OUT FOR A DAY'S WORK, *CIRCA* 1912

喬瑟芬・貝克醫師，攝於一九一二年駕車於紐約市巡迴稽查途中。（收錄於貝克自傳《奮鬥人生》）

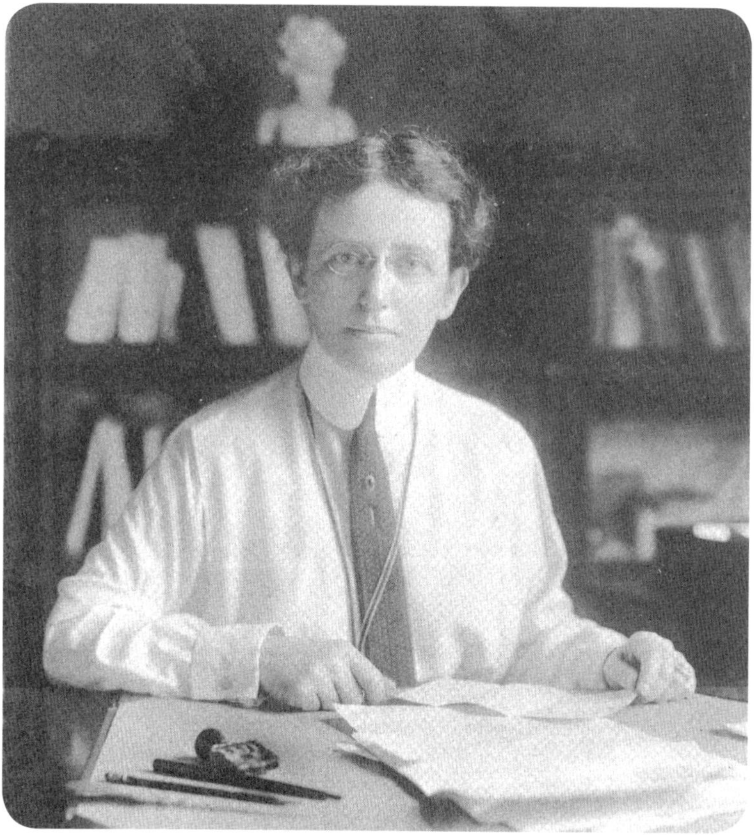

喬瑟芬·貝克醫師，朋友都叫她「喬醫師」。攝於一九二五年，時年五十二歲。（來源：美國國會圖書館）

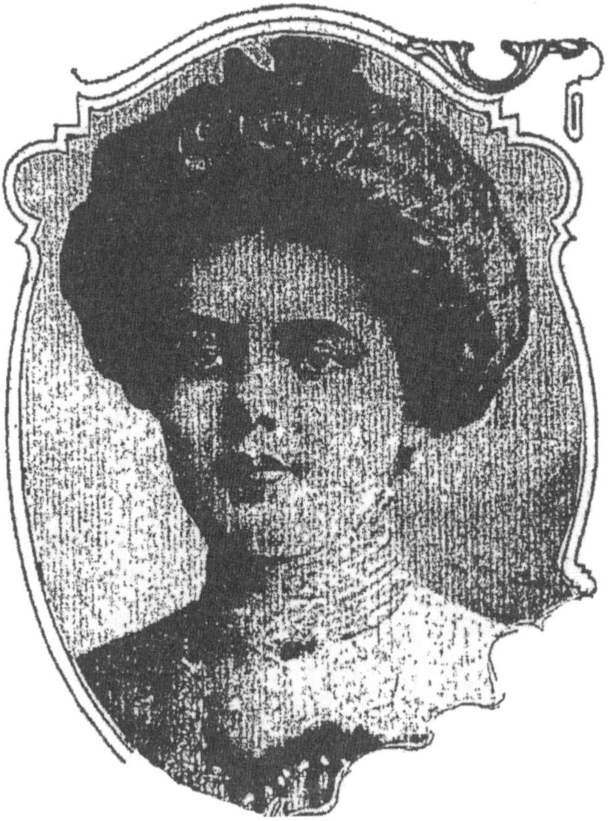

瑪麗・馬龍接受庭審時的肖像，原刊載於一九〇九年六月三十日《紐約美國人報》。（來源：美國國會圖書館）

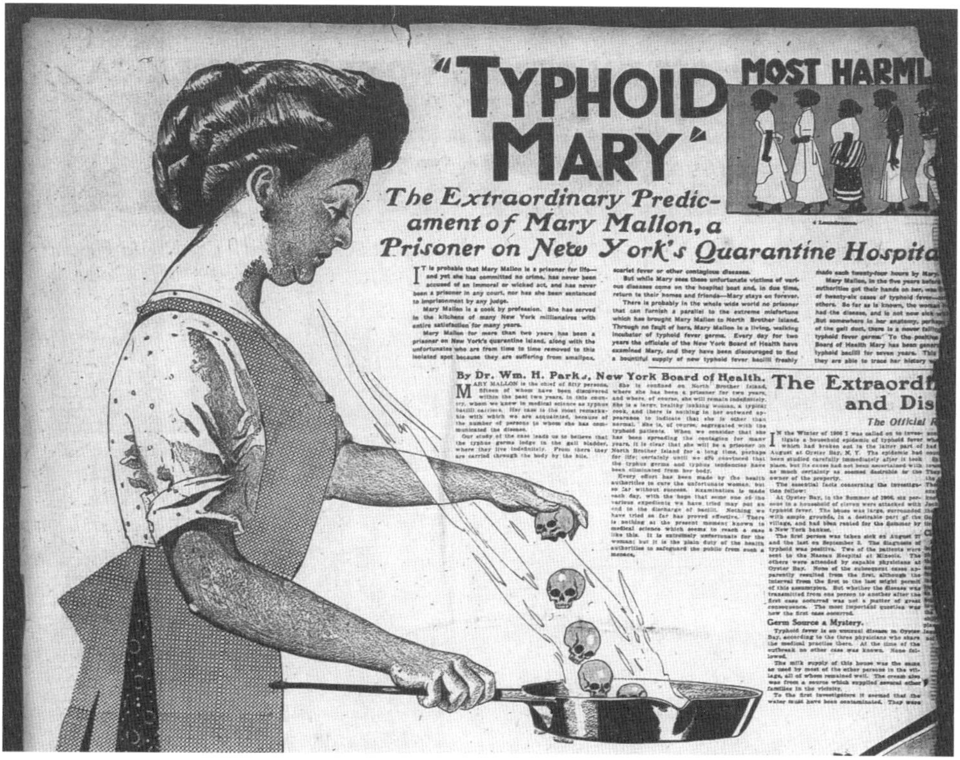

"TYPHOID MARY"

MOST HARML

The Extraordinary Predicament of Mary Mallon, a Prisoner on New York's Quarantine Hospita

IT is probable that Mary Mallon is a prisoner for life—and yet she has committed no crime, has never been accused of an immoral or wicked act, and has never been a prisoner in any court, nor has she been sentenced to imprisonment by any judge.

Mary Mallon is a cook by profession. She has served in the kitchens of many New York millionaires with entire satisfaction for many years.

Mary Mallon for more than two years has been a prisoner on New York's quarantine island, along with the unfortunates who are from time to time removed to this isolated spot because they are suffering from smallpox, scarlet fever or other contagious diseases.

But while Mary sees these unfortunate victims of various diseases come on the hospital boat and, in due time, return to their homes and friends—Mary stays on forever.

There is probably in the whole wide world no prisoner that can furnish a parallel to the extreme misfortune which has brought Mary Mallon to North Brother Island. Through no fault of hers, Mary Mallon is a living, walking incubator of typhoid fever germs. Every day for two years the officials of the New York Board of Health have examined Mary, and they have been discouraged to find a bountiful supply of new typhoid fever bacilli freshly made each twenty-four hours by Mary.

By Dr. Wm. H. Parks, New York Board of Health.

MARY MALLON is the chief of fifty persons, fifteen of whom have been discovered within the past two years, in this country, whom we know in medical science as typhus bacilli carriers. Her case is the most remarkable with which we are acquainted, because of the number of persons to whom she has communicated the disease.

Our study of the case leads us to believe that the typhus germs lodge in the gall bladder, where they live indefinitely. From there they are carried through the body by the bile.

She is confined on North Brother Island, where she has been a prisoner for two years, and where, of course, she will remain indefinitely. She is a large, healthy looking woman, a typical cook, and there is nothing in her outward appearance to indicate that she is other than normal. She is, of course, segregated with the typhoid patients. When we consider that she has been spreading the contagion for many years, it is clear that she will be a prisoner on North Brother Island for a long time, perhaps for life; certainly until we are convinced that the typhus germs and typhus tendencies have been eliminated from her body.

Every effort has been made by the health authorities to cure the unfortunate woman, but so far without success. Examination is made each day, with the hope that some one of the various expedients we have tried may put an end to the discharge of bacilli. Nothing we have tried so far has proved effective. There is nothing at the present moment known to medical science which seems to reach a case like this. It is extremely unfortunate for the woman; but it is the plain duty of the health authorities to safeguard the public from such a menace.

The Extraordi… and Dis…

The Official R…

IN the Winter of 1906 I was called on to investigate a household epidemic of typhoid fever which had broken out in the latter part of August at Oyster Bay, N. Y. The epidemic had been studied carefully immediately after it took place, but its cause had not been ascertained with as much certainty as seemed desirable to the owner of the property.

The essential facts concerning the investigation follow:

At Oyster Bay, in the Summer of 1906, six persons in a household of eleven were attacked with typhoid fever. The house was large, surrounded with ample grounds, in a desirable part of the village, and had been rented for the Summer by a New York banker.

The first person was taken sick on August 27 and the last on September 3. The diagnosis of typhoid was positive. Two of the patients were sent to the Nassau Hospital at Mineola. The others were attended by capable physicians at Oyster Bay. None of the subsequent cases apparently resulted from the first, although the interval from the first to the last might permit of this assumption. But whether the disease was transmitted from one person to another after the first case occurred was not a matter of great consequence. The most important question was how the first case occurred.

Germ Source a Mystery.

Typhoid fever is an unusual disease in Oyster Bay, according to the three physicians who share the medical practice there. At the time of the outbreak no other case was known. None followed.

The milk supply of this house was the same as used by most of the other persons in the village, all of whom remained well. The cream also was from a source which supplied several other families in the vicinity.

To the first investigators it seemed that the water must have been contaminated. They were

刊載於一九〇九年六月《紐約美國人報》的諷刺漫畫；大標是「Typhoid Mary」（傷寒瑪麗），小標則披露瑪麗全名「Mary Mallon」（瑪麗．馬龍）。（來源：紐約公共圖書館）

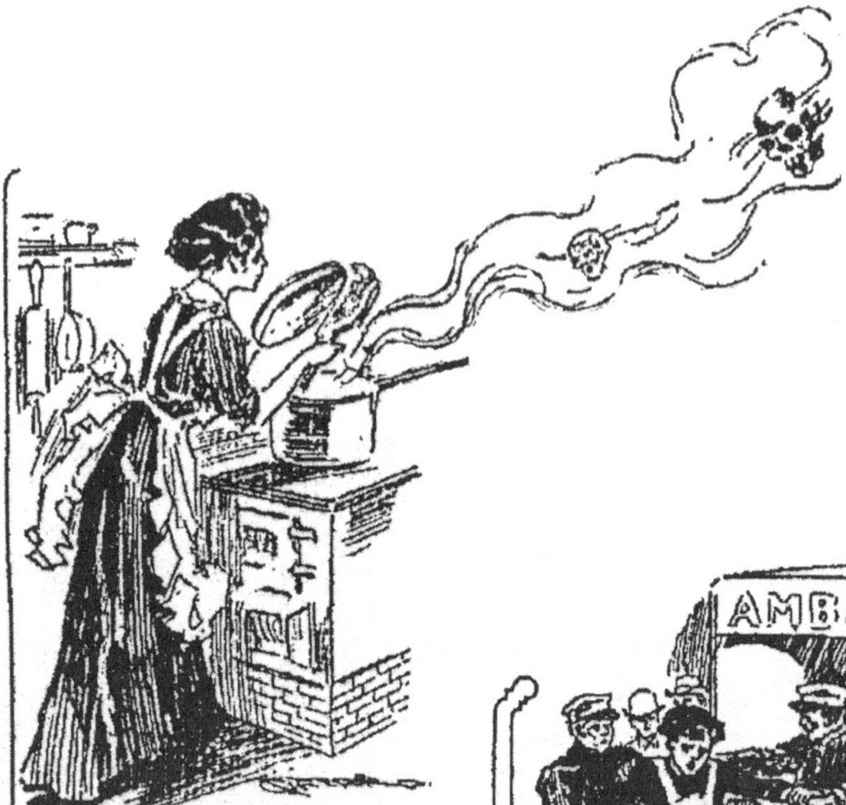
WORKED AS A COOK
AND WAS SUPPOSED TO HAVE
SPREAD TYPHOID GERMS

刊載於一九〇九年六月三十日《紐約美國人報》的諷刺漫畫。（來源：紐約公共圖書館）

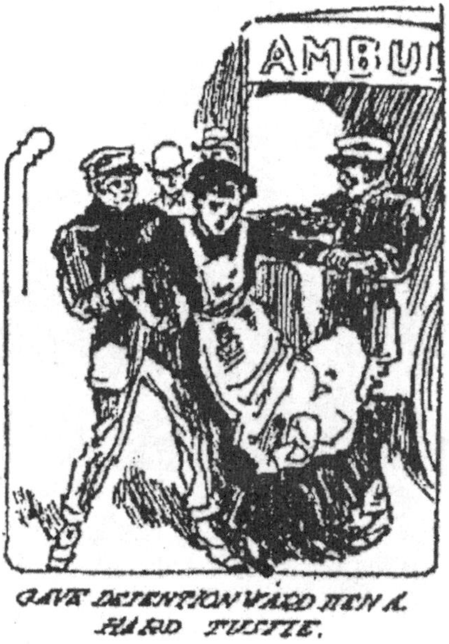
AMBU
GAVE DETENTION WARD MEN A
HARD TUSSLE.

這幅插畫描繪瑪麗在一九〇七年三月二十日被捕的情況，四名警察把她架上救護車，送往威拉德帕克醫院。刊載於一九〇九年六月三十日《紐約美國人報》。（來源：紐約公共圖書館）

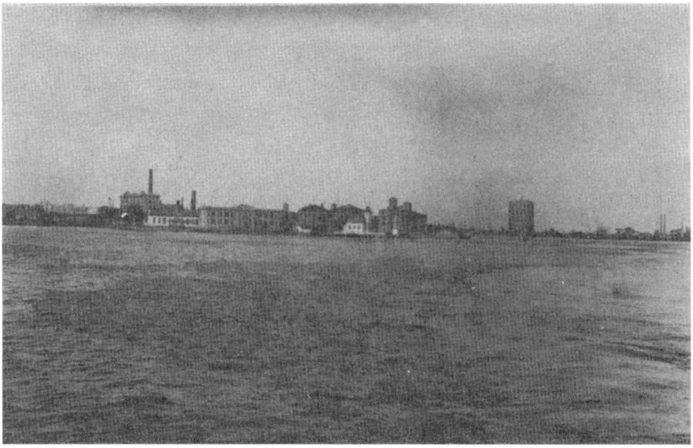

這張照片拍攝於一九三一至一九三七年間，從紐約市布朗克斯區的岸邊遠眺北兄弟島。東河水流湍急，無法游泳或駕小船渡河。這座荒島曾經是河濱醫院所在地，如今是鷺鳥築巢保護區。（來源：紐約公共圖書館）

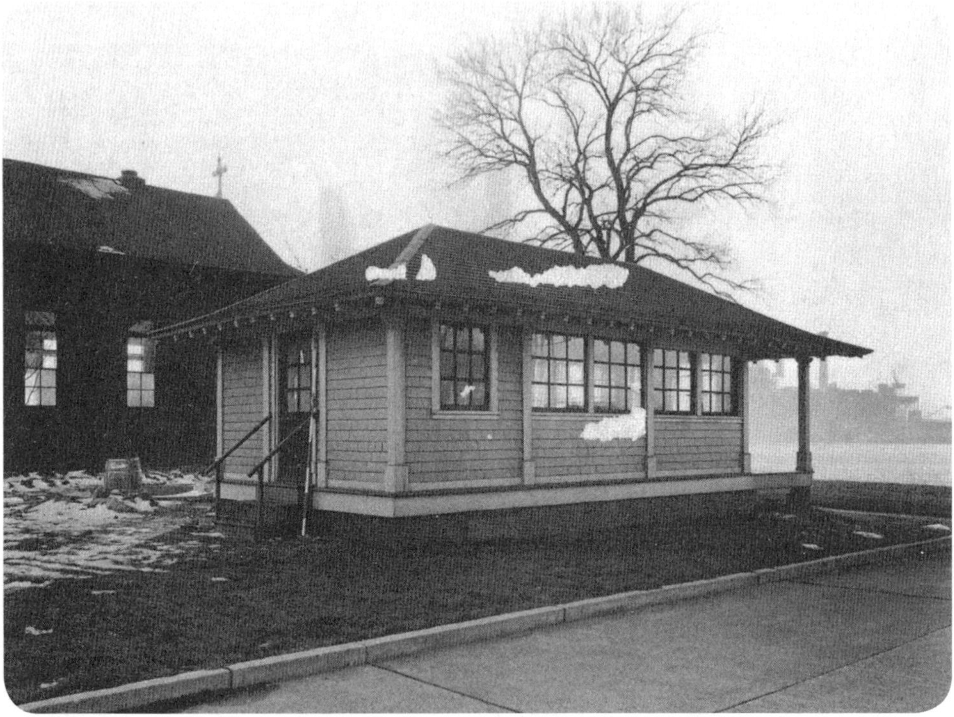

瑪麗被拘禁於北兄弟島時，獨自住在這間小屋裡。（來源：紐約市政檔案處）

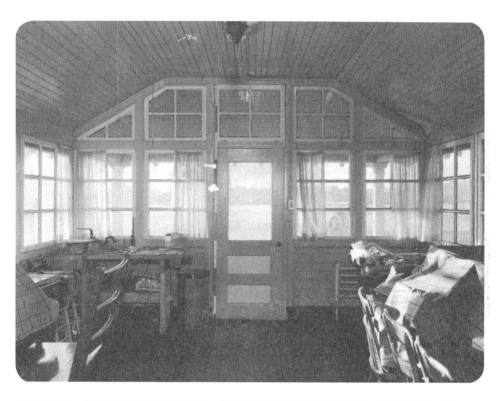

小屋裡有桌椅、蓋著布巾的縫紉機和和毛線。據説瑪麗總是拉上遮陽板和窗簾，以免被偷窺、拍照。（來源：紐約市政檔案處）

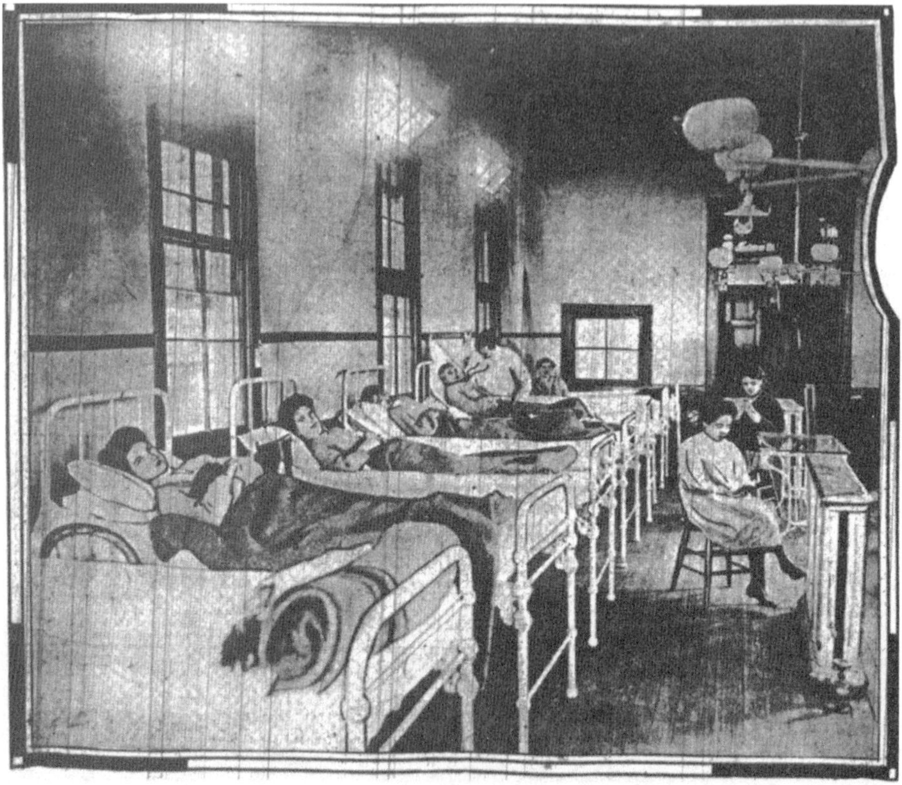

據說左起第一人是瑪麗．馬龍，躺在療養病房的病床上，地點可能是北兄弟島的河濱醫院。在瑪麗投書《紐約美國人報》的親筆信中，否認了威廉．哈洛克．派克醫師的說詞：「瑪麗和其他傷寒病患一起被隔離」。瑪麗反駁：「這座島上根本沒有傷寒病患。」這張照片似乎經過繪圖修補。原刊載於一九〇九年六月三十日《紐約美國人報》。（來源：紐約公共圖書館）

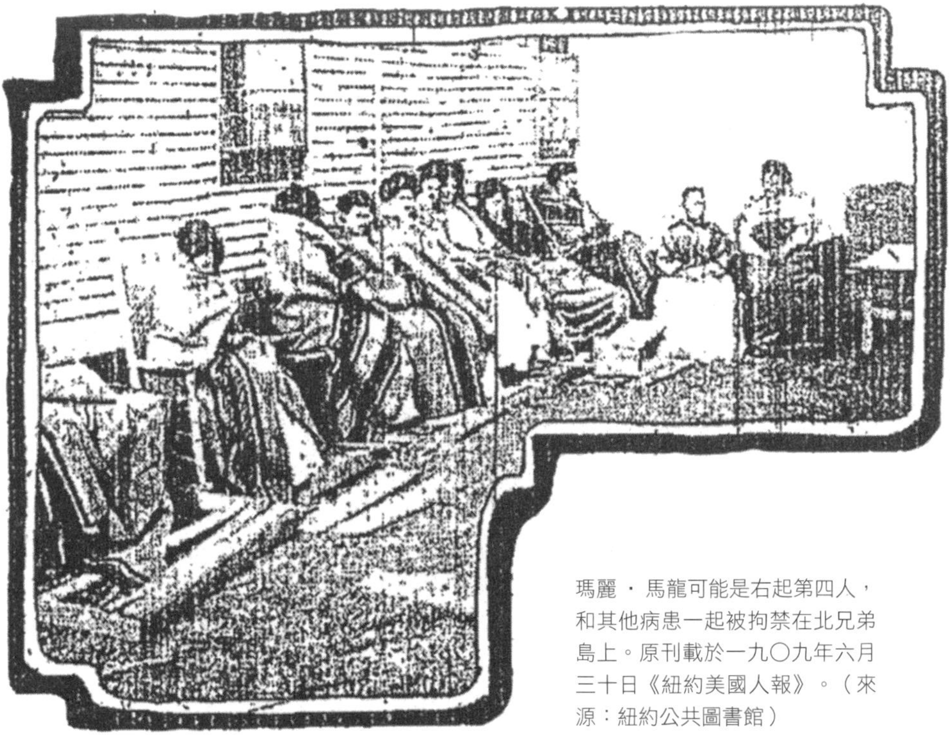

瑪麗・馬龍可能是右起第四人，和其他病患一起被拘禁在北兄弟島上。原刊載於一九〇九年六月三十日《紐約美國人報》。（來源：紐約公共圖書館）

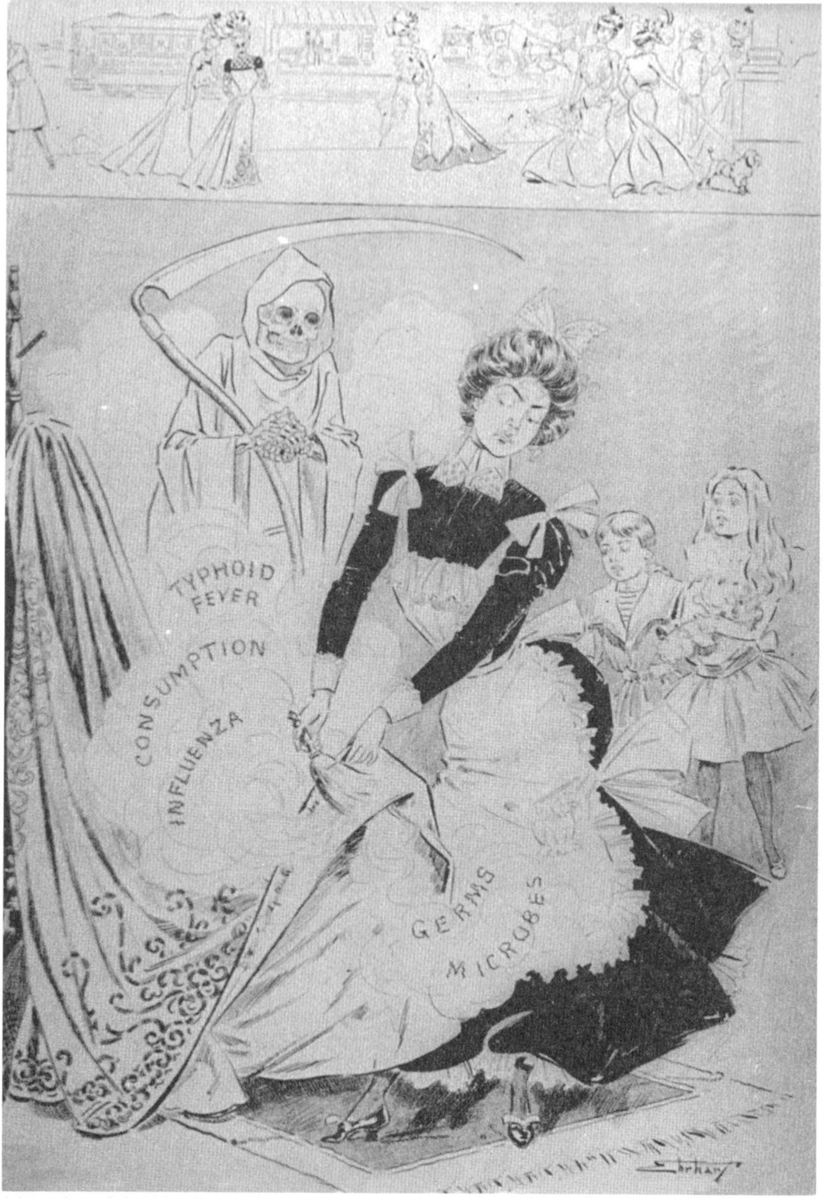

這幅一九二〇年的插畫顯現當時大眾仍不了解細菌理論，以及對家僕的恐懼。圖中描繪死神舉起鐮刀摩拳擦掌，滿懷期待看著女僕把病菌掃到空氣中。（來源：美國國家醫學圖書館）

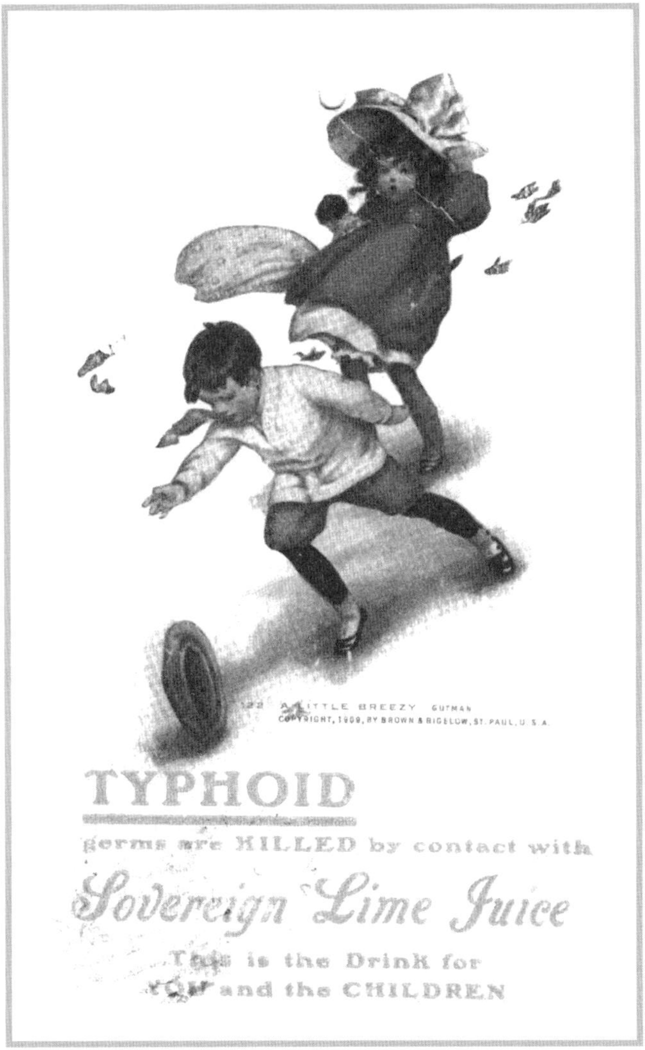
122 A LITTLE BREEZY GUTMAN
COPYRIGHT, 1909, BY BROWN & BIGELOW, ST. PAUL, U. S. A.
TYPHOID
germs are KILLED by contact with
Sovereign Lime Juice
is the Drink for
and the CHILDREN

這則一九〇九年的廣告利用大眾對傷寒的恐懼作文章。事實上，傷寒病菌並不會隨風飄浮、碰上誰就感染誰。廣告中推銷的青檸汁也無法殺死病菌。（來源：美國國家醫學圖書館）

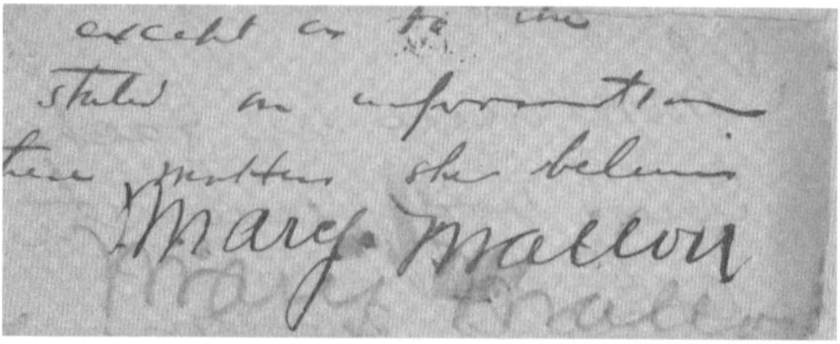

except as to the
stated on information
the matters she believes
Mary Mallon

瑪麗・馬龍的簽名，字跡大而清晰，這是瑪麗投書《紐約美國人報》的信末署名，這封沒有標註日期的親筆信目前保存於紐約市的紐約郡法院大樓。（作者提供）

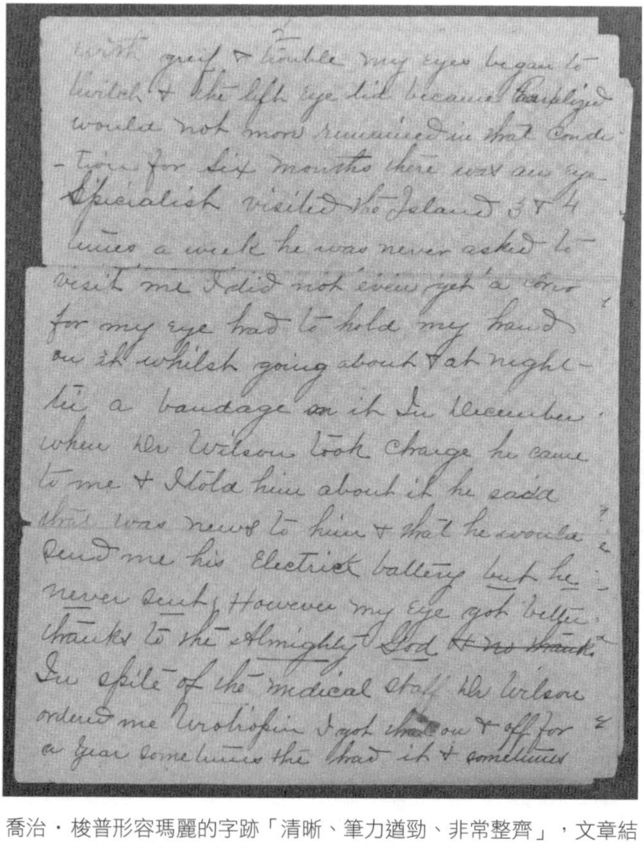

with grief & trouble my eyes began to
twitch & the left eye lid became paralyzed
would not move remained in that Condi
-tion for six months there was an eye
Specialist visited the Island 3 & 4
times a week he was never asked to
visit me I did not even get a cover
for my eye had to hold my hand
on it whilst going about & at night
tie a bandage on it In December
when Dr Wilson took charge he came
to me & I told him about it he said
that was news to him & that he would
send me his Electrick battery but he
never sent, However my eye got better
thanks to the Almighty God & no thanks
In spite of the medical staff Dr Wilson
ordered me Urotropin I got that on & off for
a year sometimes she had it & sometimes

喬治・梭普形容瑪麗的字跡「清晰、筆力遒勁、非常整齊」，文章結構和精確的拼字顯示她的聰明才智。（作者提供）

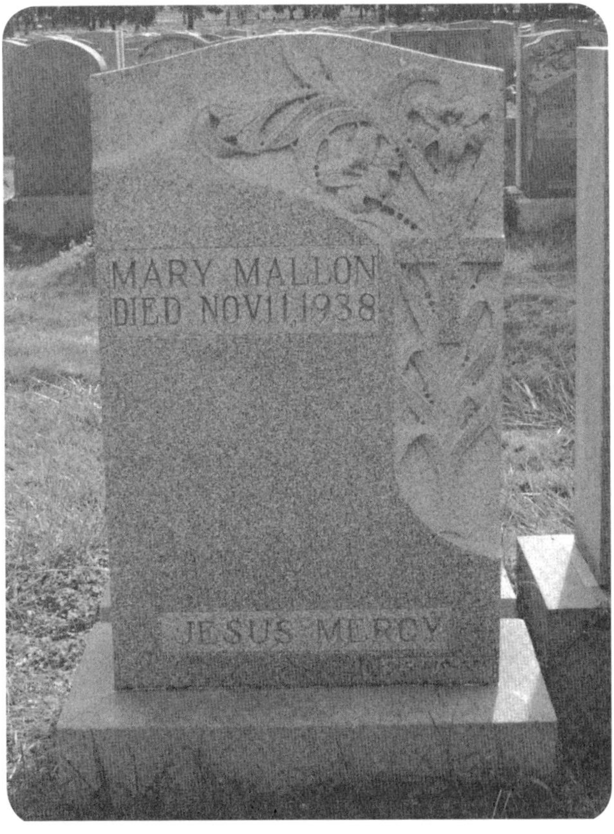

瑪麗簡樸的花崗岩墓碑，位於紐約市布朗克斯區的聖雷蒙墓園。（作者提供）

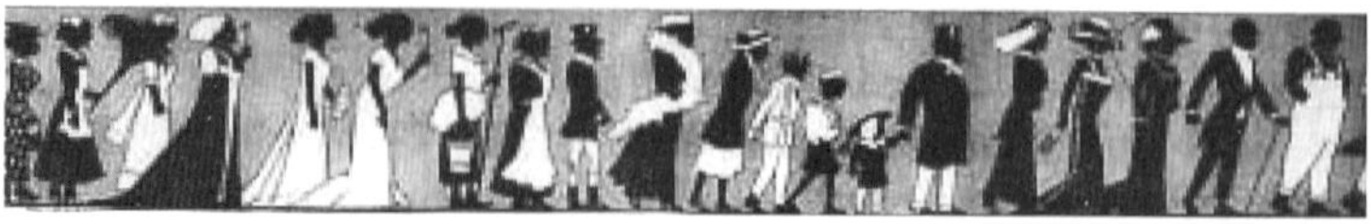

瑪麗・馬龍生平大事記

1845-1850

愛爾蘭大饑荒：馬鈴薯歉收導致愛爾蘭損失三分之二的主食，估計有一百萬人死於飢餓和相關疾病，兩百萬人移居外國。

1869.9.23

瑪麗・馬龍出生於北愛爾蘭蒂龍郡的庫克斯敦，父親是約翰・馬龍，母親是凱薩琳・伊果。愛爾蘭的習俗是女性婚後仍保留娘家的姓氏。

1883

瑪麗在十四歲生日前後獨自移居紐約市，和姑父姑母同住，至其雙雙辭世。

1897–1900

瑪麗在紐約州摩馬羅內克一戶人家工作三年，這戶人家在長島擁有避暑別墅。一名年輕男子在這戶人家住了大約十天後罹患傷寒。

1901冬–1902

瑪麗在紐約市一戶人家掌廚十一個月。她上工一個月後，該戶的洗衣婦罹患傷寒。

1902夏

瑪麗為紐約律師詹姆斯・柯曼・德雷登家工作。瑪麗同德雷登一家前往度假別墅，四名家人和五名僕人罹患傷寒。

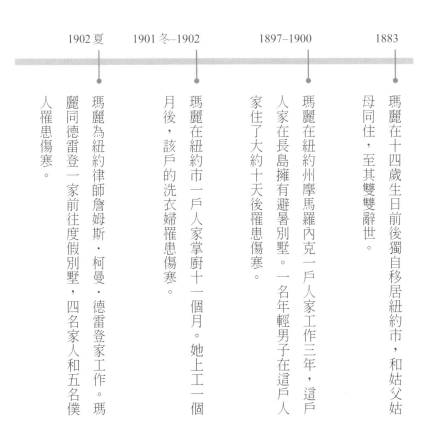

1904夏

瑪麗在紐約州沙角的亨利・基爾希家工作九個月。四名新雇的僕人感染傷寒。

1906.8

瑪麗到紐約州牡蠣灣，為查爾斯・艾利略・華倫一家掌廚。瑪麗受雇之後不久，三名家人和三名僕人罹患傷寒。

1906秋

紐約州塔克西多帕克的喬治・凱斯勒一家雇用瑪麗掌廚，兩週後洗衣婦發病。

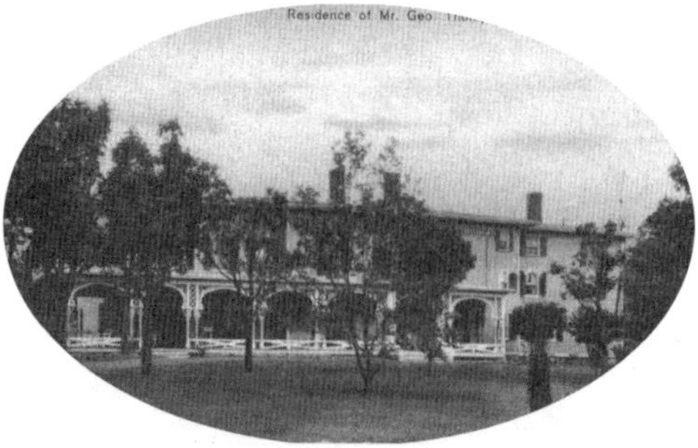

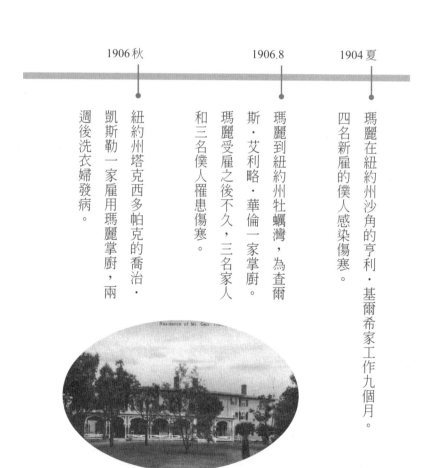

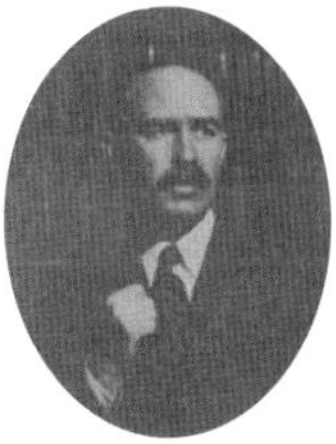

1907初

瑪麗在紐約市公園大道六百八十八號的沃特・包溫家掌廚。兩個月後洗衣婦感染傷寒，接著包溫家二十出頭的女兒也被傳染，於二月死亡。

1907.3

喬治・梭普追蹤瑪麗至公園大道的包溫宅，而後又追蹤至第三大道奧古斯都・布萊霍夫租屋處。梭普試圖和瑪麗當面談話。

1907.3.20

莎拉・喬瑟芬・貝克醫師在公園大道六百八十八號包溫宅逮捕瑪麗。瑪麗被隔離在威拉德帕克醫院，之後被移送至北兄弟島的河濱醫院。

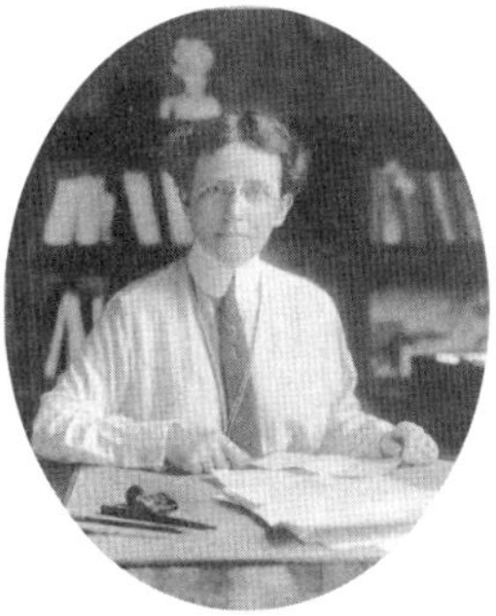

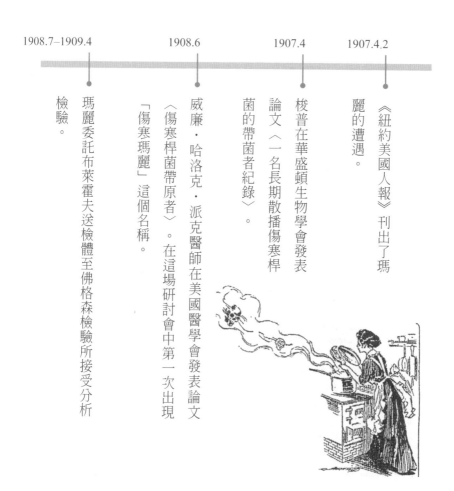

1907.4.2
《紐約美國人報》刊出了瑪麗的遭遇。

1907.4
梭普在華盛頓生物學會發表論文〈一名長期散播傷寒桿菌的帶菌者紀錄〉。

1908.6
威廉・哈洛克・派克醫師在美國醫學會發表論文〈傷寒桿菌帶原者〉。在這場研討會中第一次出現「傷寒瑪麗」這個名稱。

1908.7–1909.4
瑪麗委託布萊霍夫送檢體至佛格森檢驗所接受分析檢驗。

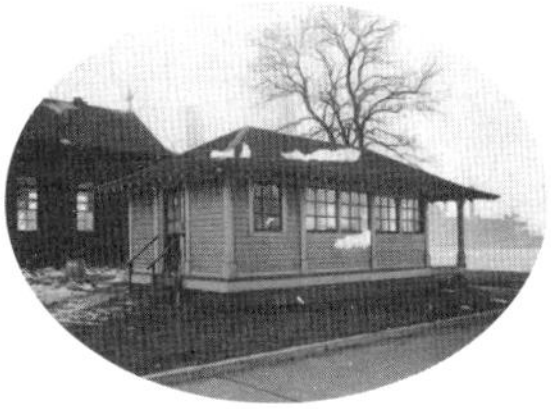

1909.6.20

《紐約美國人報》在跨頁的報導中披露瑪麗・馬龍的全名。在當日或之後數日內，喬治・方濟・歐尼爾律師表示願意擔任瑪麗的訴訟代理人。

1909.6.28

歐尼爾向法院申請人身保護令。

1909.7.16

瑪麗還押北兄弟島。

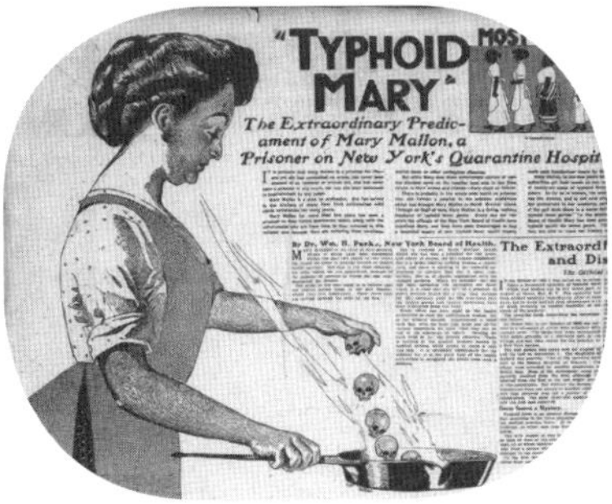

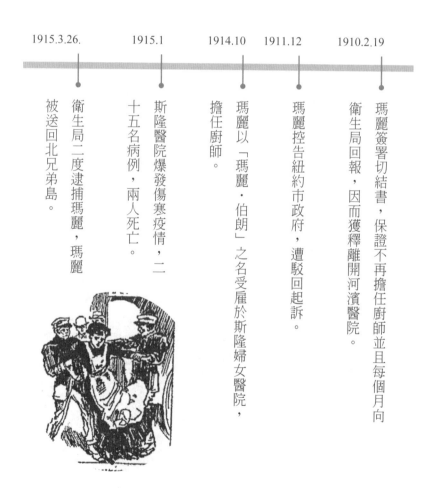

1910.2.19
瑪麗簽署切結書，保證不再擔任廚師並且每個月向衛生局回報，因而獲釋離開河濱醫院。

1911.12
瑪麗控告紐約市政府，遭駁回起訴。

1914.10
瑪麗以「瑪麗・伯朗」之名受雇於斯隆婦女醫院，擔任廚師。

1915.1
斯隆醫院爆發傷寒疫情，二十五名病例，兩人死亡。

1915.3.26.
衛生局二度逮捕瑪麗，瑪麗被送回北兄弟島。

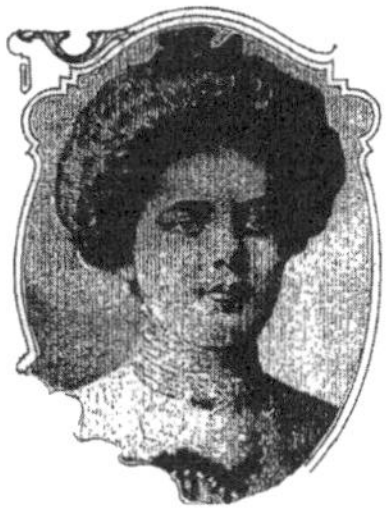

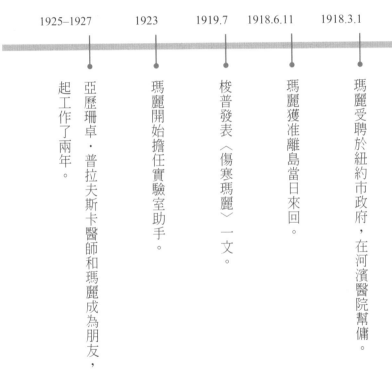

1918.3.1
瑪麗受聘於紐約市政府，在河濱醫院幫傭。

1918.6.11
瑪麗獲准離島當日來回。

1919.7
梭普發表〈傷寒瑪麗〉一文。

1923
瑪麗開始擔任實驗室助手。

1925–1927
亞歷珊卓・普拉夫斯卡醫師和瑪麗成為朋友，一起工作了兩年。

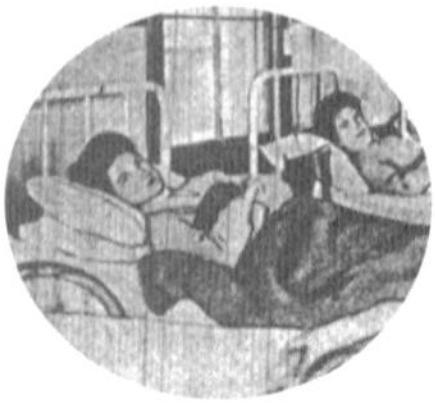

1932.12.4

瑪麗中風臥床。

1938.11.11

瑪麗因肺炎病逝。

1938.11.12

瑪麗葬禮於紐約市布朗克斯區聖路克羅馬天主教堂舉行，下葬於聖雷蒙墓園。

1939.10

喬治・梭普發表〈傷寒瑪麗離奇的一生〉。

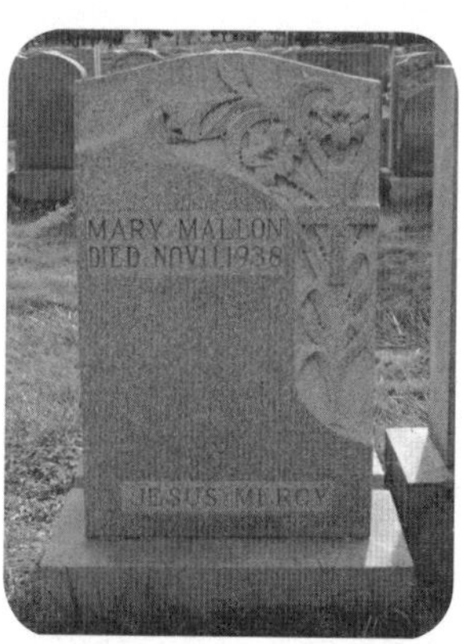

說明

本書並非小說創作。

為了儘可能正確講述瑪麗．馬龍的故事，我查證了我所能找到的最多資料，包括陳述人物想法或感覺的段落，都有可作為依據的事實或理由。為了便於理解，有些地方修改了時態。廣為人知或公認的事實則略去不提。

有些段落陳述了我的個人推論和支持論據，包括我是跟隨誰的腳步做出這樣的推論，以及有哪些人做出了和我同樣的推論。

雖然我投注了大量時間研究瑪麗的一生，但是不管怎麼說，瑪麗的人生還是由她自己說了算——她用自己的方式寫下了她的一生。

致謝

撰寫致謝詞向來是一大樂事，感謝一路上伸出援手的所有人。

我要感謝以下的一些人士和機構，他們告訴我資料來源，協助我獲取原始資料、確認資訊並回答問題，感謝他們願意花時間聽我的問題：謝謝 Rachel Vail 和紐約市哥倫比亞大學神經學與流行病學教授 Mitchell Elkind 醫師，回答我關於瑪麗症狀的問題；德州達拉斯腎臟病學會 Cindy Corpier 醫師，回答我腸道功能和檢驗報告的相關問題；賓州斯克蘭頓大學公衛系主任 Daniel West 博士，回答我關於公共衛生法的問題；在賓州斯克蘭頓的拉克瓦納郡衛生局工作的註冊護士 Joe Farley，回答我關於法定通報傳染病的問題。

追尋原始資料的過程總是讓我樂在其中。我要謝謝賓州匹茲頓WVIA公共媒體公司的Erika Funke，她把我介紹給賓州威廉斯波特WVIA電臺的Fiona Powell，後者鍥而不捨追尋幾乎不可能的任務，幫我尋找英國廣播公司（BBC）節目的逐字稿；英國倫敦惠康圖書館助理館長Sarah Bond抄錄我需要的訪談內容；BBC書面檔案部的Jennifer Hogg找到完整謄本並且寄送給我。

感謝紐約公共圖書館以及其令人驚嘆的參考資料區、紐約長島的牡蠣灣歷史學會、賓州大學校本部負責館際借閱的圖書館員、賓州斯克蘭頓歐布萊特紀念圖書館參考資料區的館員，還有斯克蘭頓大學溫伯格紀念圖書館的Betsey Moylan，你是個大善人。

感謝我的朋友，你們提供的幫助無法估量。謝謝好脾氣的Nancy Cummings，謝謝Bambi Lobdell陪我談出了這本書的雛形，還有我的編輯 Ann Rider 以及版權代理柯提斯布朗公司的 Ginger Knowlton，謝謝你們的支持。

不能忘記感謝我的家人，你們帶給我歡笑、無窮的故事、值得分享的話題，還有喘一口氣的機會：親愛的 Brandy、Rick、Alia、Rocco、Mia；Joe 和 Lyndsay；媽；還有永恆的 Joe。

致命廚娘：不要叫我傷寒瑪麗

作　者／蘇珊・坎貝爾・芭托蕾蒂 (Susan Campbell Bartoletti)
譯　者／葛窈君

主　編／楊郁慧
編輯協力／陳懿文　校　對／呂佳真
封面設計／楊啟巽　內頁設計／陳聖真
行銷企劃／金多誠、鍾曼靈
出版一部總編輯暨總監／王明雪

發行人／王榮文
出版發行／遠流出版事業股份有限公司　臺北市南昌路 2 段 81 號 6 樓
電話：(02)2392-6899　傳真：(02)2392-6658　郵撥：0189456-1
著作權顧問／蕭雄淋律師
□ 2016 年 2 月 1 日 初版一刷
□ 2020 年 7 月 25 日 初版四刷

定　價／新臺幣 280 元（缺頁或破損的書，請寄回更換）

ISBN 978-957-32-7758-3
YL 遠流博識網 http://www.ylib.com　E-mail:ylib@ylib.com
遠流粉絲團 https://www.facebook.com/ylibfans

Terrible Typhoid Mary: A True Story of the Deadliest Cook in America

國家圖書館出版品預行編目 (CIP) 資料

致命廚娘：不要叫我傷寒瑪麗 / 蘇珊．坎貝爾．芭托蕾蒂 (Susan Campbell Bartoletti) 著 ; 葛窈君譯． -- 初版． -- 臺北市 : 遠流, 2016.02
面 ; 公分
譯自 : Terrible typhoid Mary : a true story of the deadliest cook in America
ISBN 978-957-32-7758-3 (平裝)
1. 傷寒 2. 檢疫 3. 通俗作品
415.2746 104026492